肺系疾病诊疗钩玄

傅灿鋆

编委会

主　编　周德奇　王　辉　杨晓东

编　委（以姓氏笔画为序）

万　鹏　王　辉　叶甜甜　李　常

杨晓东　何　臣　张晓玲　陈　泉

周　愚　周德奇　郑　炜　聂　慧

贾晓鑫　黄　琴

U0736843

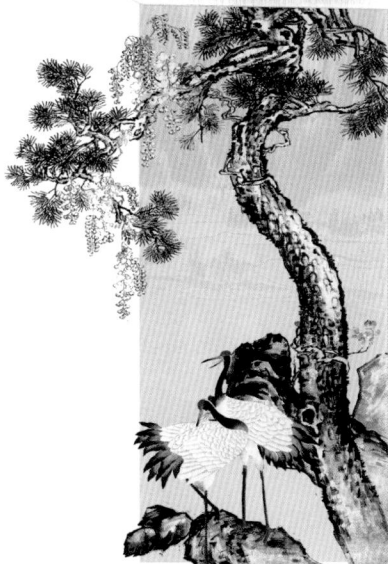

中国中医药出版社

·北 京·

图书在版编目（CIP）数据

傅灿鋆肺系疾病诊疗钩玄 / 周德奇，王辉，杨晓东主编 . —北京：
中国中医药出版社，2020.6
ISBN 978 – 7 – 5132 – 5739 – 8

Ⅰ . ①傅… Ⅱ . ①周… ②王… ③杨… Ⅲ . ①肺病（中医）—
中医临床—经验—中国—现代 Ⅳ . ① R256.1

中国版本图书馆 CIP 数据核字（2019）第 213229 号

中国中医药出版社出版

北京经济技术开发区科创十三街 31 号院二区 8 号楼
邮政编码 100176
传真 010–64405750
保定市西城胶印有限公司印刷
各地新华书店经销

开本 880×1230 1/32 印张 7.75 彩 0.25 字数 171 千字
2020 年 6 月第 1 版 2020 年 6 月第 1 次印刷
书号 ISBN 978 – 7 – 5132 – 5739 – 8

定价 49.00 元
网址 www.cptcm.com

社 长 热 线 010–64405720
购 书 热 线 010–89535836
维 权 打 假 010–64405753

微信服务号 zgzyycbs
微商城网址 https://kdt.im/LIdUGr
官 方 微 博 http://e.weibo.com/cptcm
天猫旗舰店网址 https://zgzyycbs.tmall.com

如有印装质量问题请与本社出版部联系（010–64405510）

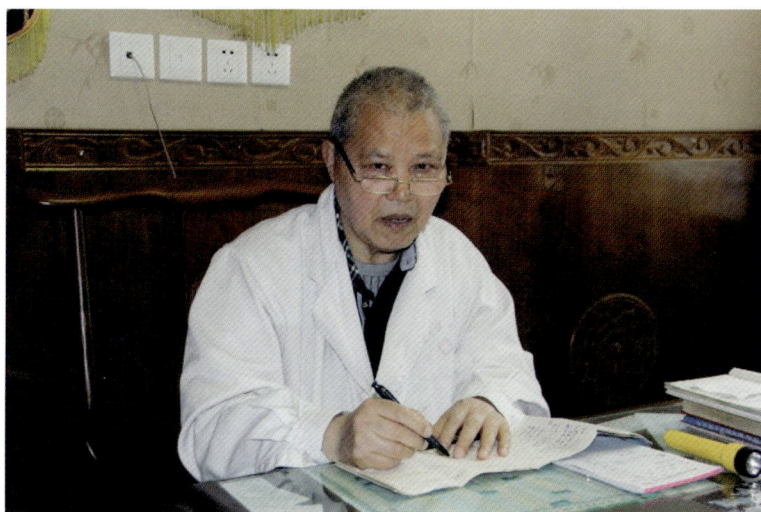

傅灿鎏教授在门诊

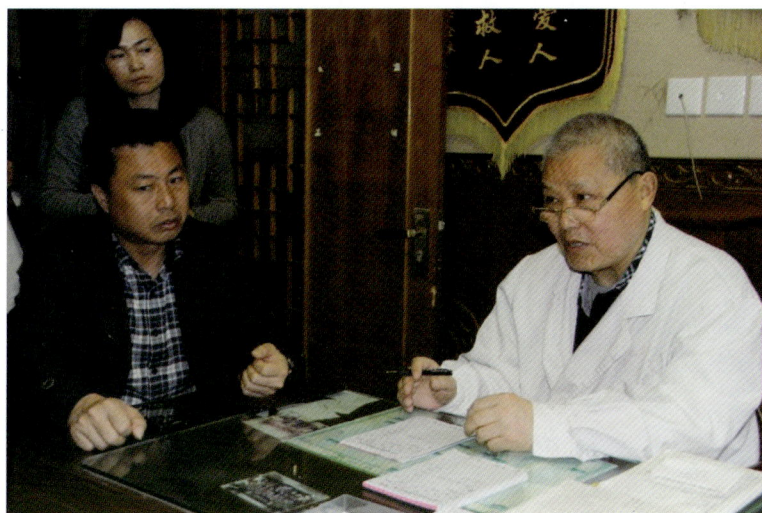

傅灿鎏教授正在诊治患者

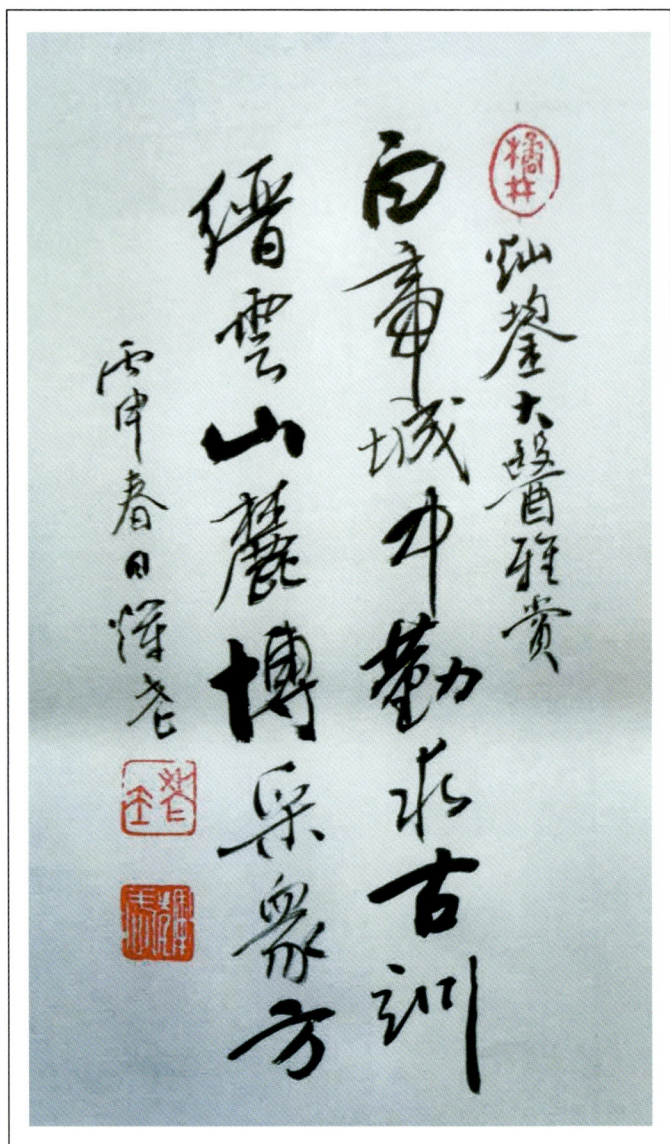

王辉武题词

序 一

  重庆市北碚区中医院建院于 1942 年，是全国首批示范中医院，国家三级甲等中医医院，国家中医住院医师规范化培训基地。我院作为国家中医药传承创新项目建设单位，着力推动医院由规模效益型向质量内涵型发展，提升临床与科研有机融合转化，促进医院工作由临床型医学模式向研究型医学模式转变。

  中医学是中华 5000 年传统文化的重要构件，历代医家长期临证实践过程中积累了丰富的诊疗经验和方法。我院有挖掘整理名老中医宝贵经验的传统，前辈中医专家黄养民院长在 20 世纪 40 年代就编写出版了《麻疹急性传染病学》《百日咳治疗》《霍乱症问题》等著作。本书为我院国家级师带徒传承人共同研究名老中医学术思想渊源，整理其毕生临床实践文献编纂丛书之一。

  名老中医傅灿鋆师从吴棹仙、李斯炽等名医，曾是成都中医药大学兼职教授、博士研究生导师，全国第三、四批师带徒导师，全国老中医药专家学术经验继承工作指导老师，傅老中医功底深厚，孜孜不倦耕耘临床近 60 载，在治疗呼吸系统、消化系统、妇科疾病等方面经验丰富，尤其是在治疗呼吸系统疾病方面有突出造诣。《傅灿鎏肺系疾病诊疗钩玄》这部专著的出版，旨在探索传统医学发展的独特内在规律，传承中医精华，创新中医发展。

重庆市北碚区中医院院长

2020 年 3 月 12 日

序　二

　　我和灿鋆先生是同窗学友，相识于成都中医学院的校园。毕业后，又在重庆市中医界共事多年，还有幸同获重庆市人民政府授予的"重庆市促进中医发展工作先进个人"称号。他对中医事业的衷心热爱，对中医学术的不断探求，在广大病友中的良好口碑，都给我留下了美好的印记。

　　2009 年，我在主编《重庆名医证治心悟》时，拜读了灿鋆先生的大作《勤求古训，博采众长》，他生动地介绍了自己的读书感悟、拜师取经、证治体验，我受益良多。

　　2019 年，拜读灿鋆弟子周德奇、王辉、杨晓东主编的《傅灿鋆肺系疾病诊疗钩玄》样稿，丰富多彩，切合实用，堪称佳作。仔细品读本书，感悟最深的有以下三点。

　　其一，灿鋆先生，勤奋好学，既深研四大经典，又品读历代医著，还精读现代中医名著，他博采众长，所以功底深厚。

　　其二，灿鋆先生，精于精方，善用时方，力主方证对应，有是证用是方，证以方名，方随证出，力求方证紧密契合。他对古今名方歌诀，背诵如流，张口即来，用以指导辨证论治，疗效特别佳良。

　　其三，灿鋆先生，主攻中医内科，对肺系病证尤有深入研究，见解独到，辨证精准，组方灵巧，疗效特好。本书医案精华举隅，很有参考价值。

尤可贵者，灿鋆先生十分热心中医传承，将自己一生的习医感悟和临床经验，毫无保留地传授给各位弟子，卓有成效，本书的出版就是明证。灿鋆先生精诚传授，可钦可敬，诸位弟子尊师勤学，可点可赞！

2019 年春

前　言

　　傅灿鋆（1937—2017），重庆人，主任中医师，成都中医药大学兼职教授、博士研究生导师，全国第三、四批师带徒导师，全国名老中医工作室继承老师，2002年被评为重庆市名中医。

　　1957年考入成都中医药大学，大学毕业后先后在重庆市奉节县人民医院、奉节县中医院、北碚区中医院从事临床和管理工作。

　　傅灿鋆教授曾从师于吴棹仙、李斯炽等名医。大学时代就熟读了《黄帝内经》《伤寒论》《神农本草经》《金匮要略》四大经典，对后贤陈修园的《时方妙用》，雷少逸的《时病论》，张锡纯的《医学衷中参西录》，程国彭的《医学心悟》，唐容川的《血证论》《中西汇通》《本草问答》等多部医书也有深入研究。

　　傅灿鋆教授孜孜不倦耕耘临床近60载，在治疗内科呼吸系统、消化系统疾病及妇科疾病等方面经验丰富。如对肝硬化腹水，采用化瘀理气利水的方法治疗，取得良好效果；对慢性胃炎、胃溃疡，从气滞血瘀或脾虚气滞方面辨治，病久者多从胃阴虚化热角度辨治，亦取得很好疗效。傅老尤其精于肺系疾病的治疗，在治疗慢性支气管炎、肺气肿、支气管哮喘所致的喘证，出现呼气困难时，将其归结于水饮内停，影响呼气，用温化痰饮的方法，能使喘息迅速缓解，方用变制心气饮；对慢性支气管炎、肺气肿，出现久咳、气短、痰黏稠，咯吐不爽者，用育阴利水化痰的办法，能使喘咳迅速好转，方用猪苓汤加味。这些都是傅老潜心研究的结果，经验独到，效果非凡，可以启迪后学，拓展思路，本书后有医案详述，可供参考。

傅灿鋆教授临床上主张方证对应，擅用经方，对时方也多有研究，追求简、便、廉、效、快的特点，可谓药简、量小、效宏，其治疗在当代医家中颇具特色。傅老常说："古人方加减有则，灵活运用，用药要纯，最忌复杂，一方乱投一二味不相干之药，即难见功。"

本书分上、中、下三篇。上篇为医论部分，系统总结傅老的学术思想。中篇为傅灿鋆治疗肺系疾病的经验总结，把傅老学术上最得力处，也就是肺系疾病的治疗进行了系统的总结，还对傅老常用的中药，方剂进行了梳理。下篇为傅灿鋆医案精华举隅，重点总结傅老的医案。

本书较为全面地介绍了重庆市名中医傅灿鋆的学术思想和治疗肺系疾病的经验，由傅灿鋆国家级师带徒弟子周德奇博士，国家第四批优秀中医临床人才王辉，全国中药特色技术传承人才杨晓东以及傅灿鋆工作室部分成员共同完成，限于知识水平其中不足之处可能在所难免，敬请斧正。本书承蒙全国著名中医学家马有度教授作序，首届全国名中医王辉武教授题词，在此一并表示感谢。

编者

2020 年 5 月

目 录

上篇 医论

中篇　傅灿鋆治疗肺系疾病临床经验总结

下篇　医案

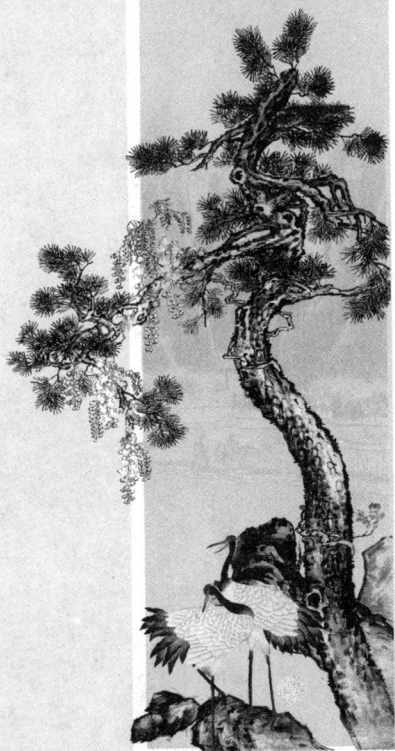

上篇
医论

第一节　傅灿鋆学术渊源及辨证用药特点

　　傅灿鋆（1937—2017），男，主任中医师，成都中医药大学兼职教授、博士研究生导师，第三、四批全国老中医药专家学术经验继承工作指导老师。

　　1957 年考入成都中医药大学，1963 年大学毕业后分配到重庆市奉节县人民医院工作，后调至奉节县中医院，先后任中医科主任、门诊部副主任、副院长。1992 年 4 月调北碚区中医院工作，任业务副院长，协助医院将北碚区中医院创建成为全国示范性中医医院。

　　2002 年被评为重庆市名中医，曾任《实用中医药杂志》编委，《实用中医药杂志》第五届编委会顾问。

　　先后获得的荣誉和奖励：1996 年、1998 年、2000 年、2001 年被授予北碚区卫生系统优秀党员称号；1996 年、2001 年被授予北碚区优秀共产党员称号；1997 年被评为北碚区 "95 建功立业" 活动先进个人；1998 年被评为北碚区科普工作先进个人；2000 年被北碚区卫生系统评为 "老有所为" 先进个人；2001 年获重庆市百佳医务工作者、北碚区十佳医务工作者光荣称号；2002 年被重庆市人民政府评为 "重庆市促进中医发展工作先进个人"。

　　傅灿鋆师从吴棹仙等名医，在名医指导下，博古通今，熟读经典，古籍，成就了其名医地位。以下将傅老学术思想渊源做一个阐述。

一、傅灿鎏学术渊源简析

（一）崇尚经典，精用经方

傅老于 1957 年考入成都中医学院（现成都中医药大学），直接受教于吴棹仙、李斯炽等名医，在各位名医的精心指点及熏陶下，接受了传统的中医教育。大学时代就熟背了《黄帝内经》《伤寒论》《神农本草经》《金匮要略》等经典，通过熟读、熟背经典，傅老练就了扎实的中医基本功，为成为名医打下了坚实的基础。通过对《黄帝内经》的学习，傅老熟知了人体生理、病理变化，熟练掌握了疾病的病因病机；对《神农本草经》的学习，使其掌握了临床用药的基本理论；对《伤寒论》《金匮要略》的学习，使傅老在临床中做到有效的"辨证论治"，并在辨证论治的基础上做到准确的"方证对应"，确立了其临证思维方式。他精研经典，并且能理论联系实际，精用经方，运用经方到临床中，取得了比较满意的效果。

傅老在 1963 年初到奉节县人民医院工作时，遇县委副书记王某在 5 月中旬高热至 39.5℃，患者自服解热镇痛药后仍高热不退，且由于连续服用，兼药量又大，汗出甚多，但口不渴。傅老考虑为立夏后温热为患，予银翘散加味，服 1 剂后，体温仍高达 39.8℃，效不佳。傅老再次给其诊脉，见患者手从被窝里伸出时有畏寒感觉，联想到《伤寒论·太阳病脉证并治》曰："太阳中风，阳浮而阴弱，阳浮者，热自发；阴弱者，汗自出。啬啬恶寒，渐渐恶风，翕翕发热，鼻鸣干呕者，桂枝汤主之。"此为太阳中风表虚证，遂给予桂枝汤（桂枝 12g，白芍 12g，生姜 6g，大枣 10g，甘草 6g），服 1 剂后体温降到 37℃，但仍出汗较多，予山萸肉 30g，生牡蛎 30g，生龙骨 30g，连服 2 剂，其汗即止。

《金匮要略·痰饮咳嗽病脉证篇》的木防己汤条文说："膈间支饮，其喘满，心下痞坚，面色黧黑，其脉沉紧，得之数十日，医吐下不愈，此汤主之，虚者即愈，实者三日复发，复与不愈者，宜此汤去石膏加茯苓芒硝汤主之。"傅老读后经与临床反复比较对照，认为膈间支饮，即肺部出现支气管炎，或产生肺气肿的状态；其人喘满，即呼吸困难，咳嗽咯痰；面色黧黑，即面颊部瘀血和发绀的状态；心下痞坚，即血瘀于肝所致的肝肿大及其类似症状。也就是说，木防己汤证的条文，即是对急慢性心功能不全的重要症状所做的简明扼要的概括。故而在临床中，大胆运用木防己汤治疗急慢性心功能不全均收到满意效果。如 1995 年 10 月治疗住院病人曾某，男，73 岁。入院时喘促咳嗽，脉沉紧，经治疗后不仅病情未得到控制，反而出现双下肢水肿，后来发展到阴囊水肿及腹水，端坐呼吸不能平卧。西医曾给予抗心衰和抗感染等治疗，但效差，遂给予《金匮要略》的木防己汤，佐以苏子、桑白皮、生姜。连服 8 剂肿胀全消，能平卧，后痊愈出院。

（二）融贯明清医家著作，善用时方

明清时代中医临床发展到了顶峰，临床实践丰富，中医名家创造出了大量临床有效的方剂。傅老在吴棹仙等名师指点下，精读了陈修园的《时方妙用》、雷少逸的《时病论》、张锡纯的《医学衷中参西录》、程国彭的《医学心悟》、唐容川的《血证论》《中西汇通》《本草问答》等书籍。这些书傅老均作为临床用药的案头书，对其方剂耳熟能详，用之指导临床效如桴鼓，大大提高了临床疗效，治疗时病多参考《时病论方》，治疗杂病多参考《医学衷中参西录》《医学心悟》《血证论》等。

如傅老读唐容川的《血证论》时，有关痰饮的论治使其颇受启发。其论"痰饮者，水之所聚也。人身饮食之水，由口入，由膀胱出，肺气布散之，脾气渗利之，肾气蒸化之，是为泻而不留也。此水不留则无痰饮矣"，又论"下焦血虚气热，津液不升，火沸为痰，猪苓汤治之"。再进一步论述猪苓汤时说："此方专主滋阴利水，凡肾经阴虚，水泛为痰者，用之立效。取阿胶润燥，滑石清热，合诸药皆滋降之品，以成其祛痰之功，痰之根源于肾，治肺者治其标，治肾者治其本。"在此论指导下，傅老治疗过一位70岁老年男性林某。患者咳嗽咯脓血痰，量多，一日500mL左右，先在重庆某市级医院住院治疗未愈，后又转入陆军军医大学附属医院住院治疗，经多种抗生素治疗，未获好转，主治医师要求其做开胸手术探查，以便进一步明确诊断，然后对症治疗。病人畏惧手术，回北碚求治于傅老，求诊时带来约200mL脓血痰，并见苔黄腻舌质稍红，脉滑。傅老遂按痰饮证的痰血治疗。治以猪苓汤加味，方中加生龙骨、生牡蛎收敛止血，因痰浊而兼久咳，再加五味子、麦冬、川贝、海蛤粉、浮海石、旋覆花、知母，起滋阴润燥，化痰止咳之功，用此方加减治疗三月余，竟获痊愈。

雷丰说："推温病之原，究因冬受寒气，伏而不发，久化为热，必待来年春分之后，天令温暖，阳气弛张，伏气自内而动，一达于外，表里皆热也。其证口渴引饮，不恶寒而恶热，脉形愈按愈盛。"又说："如初起无汗者，只宜清凉透邪法。"傅老曾运用该法治疗一患者，高热无汗，不恶寒，持续已 12 天，予以清凉透邪法，在原方的基础上，加入知母、金银花、玄参、麦冬、薄荷、茅根，2 剂后体温恢复正常。

再如傅老治疗 5 例某三甲医院妇科推荐来看门诊的崩漏患者，年龄在 25～35 岁，月经量多，经期时间长，间断八九日后复来，病程在 2～4 个月，苦不堪言，傅老均用"安冲汤"20 余剂获痊愈，问方出处，乃述此方见于《医学衷中参西录》。后查原书，见张锡纯曰："治妇女经水行时多而且日久，过期不止或不时漏下，安冲汤主之。"故而我辈临床遇见类似病人亦用之，临床验效极佳。

傅老一生中运用时方治疗中医内科疑难杂证和时病均取得满意效果，尤其在治疗呼吸系统疾病、消化系统疾病、妇科疾病等方面经验丰富。在治疗疑难杂病方面，如慢性支气管炎、肺气肿、支气管哮喘所致的喘证，出现呼气困难，将其归结于水饮内停，用温化痰饮的方法，能使喘息迅速缓解，方用变制心气饮；出现久咳、气短、痰黏稠，咯吐不爽者，用育阴利水化痰法，能使喘咳迅速好转，方用猪苓汤加味。对于肝硬化腹水，采用化瘀理气利水的方法，也取得良好效果。对慢性胃炎、胃溃疡，从气滞血瘀或脾虚气滞方面辨治，病久者多从胃阴虚化热角度辨治，亦取得很好疗效。

（三）旁涉当代医家，实现临床高效

傅老工作闲暇之余也研读近代大医家如蒲辅周的《蒲辅周医案》及其弟子高辉远的《临床验案精选》以及秦伯未的《中医临

证备要》等医学书籍，开阔了眼界，提高了临床疗效，从而享誉一方，颇受病人尊敬。

如治疗外感咳嗽喜遵秦伯未等著的《中医临证备要》，如该书写道"外感咳嗽以风寒和内热常见……二者均有喉痒、鼻塞，较重的有寒热、头痛等证。治宜宣化上焦，前者用杏苏散、止嗽散，后者用银翘散。也能以三拗汤为主方，酌加牛蒡、蝉衣、象贝、清半夏、陈皮、胖大海等。"傅老根据这句话，特别是运用三拗汤加味治疗风寒咳嗽悟出了"寒热并用"治疗寒性病的医理，在临床中屡试不爽。2009 年 4 月 5 日治疗一病例，姚某，女，52岁，农民。咳嗽，咯白色黏痰，量较少难咯，咽痒，舌淡红苔薄白，脉滑。此为咳嗽之证，风寒之邪侵袭，部分入里有化热倾向，宜疏风散热，宣肺止咳，方用三拗汤加味（麻黄 5g，杏仁 10g，甘草 6g，牛蒡子 10g，浙贝母 10g，蝉蜕 6g，胖大海 6g，法半夏 10g），3 剂即愈。

治疗心气虚、痰湿阻滞的冠心病常采用《蒲辅周医案》中的十味温胆汤加减（西洋参、茯神、酸枣仁、远志、九节菖蒲、法半夏、橘红、枳实、竹茹、川芎、丹参、柏子仁、大枣），紧密地切合了心气虚则痰湿阻滞心络发为胸痹之病机。2009 年 10 月治疗患者赵某，男，72 岁。临床症见：阵发性心慌、心跳，形体较胖，夜间入睡好，舌淡苔白腻，脉滑数。诊断：心悸，心气虚，痰湿阻滞心络证。予以十味温胆汤加减（法半夏 10g，陈皮 10g，茯苓 10g，甘草 6g，枳壳 10g，竹茹 10g，石菖蒲 10g，远志 6g，党参 10g，黄芪 15g，酸枣仁 10g，柏子仁 10g，川芎 6g，丹参 10g，郁金 10g，大枣 10g，浮小麦 15g），5 剂患者病情即缓解。

二、临床辨证特色及用药特点

（一）临证喜用方证对应

方证对应也称方证相应，是指方剂的主治病证范畴及该方组方之理法，与患者所表现出来的主要病证和病机相符合。每一方剂都有特定的主治证候，每一证候都会找到对应的方剂，方证对应是临床中最常用的思维模式之一。

傅老科班出身，一生临床，追求的是简、便、效、廉，通过反复的临床实践确定了其临床思维模式——方证对应。临证时常告诫我们："古人方加减有则，灵活运用，用药要纯，最忌复杂，一方乱投一二味不相干之药，即难见功。"

1. 师承仲景

方证对应自古有之，曾有人考证在《神农本草经》《汤液本经》《伤寒论》等书中就明确提出方证对应理论，并指出《伤寒论》中的桂枝汤方证源于《汤液经法》中的阳旦汤证。《伤寒论·辨太阳病病脉证并治》中有"观其脉证，知犯何逆，随证治之"的论述，体现了方证对应的思想。在临床中方证对应更是广泛运用，如麻黄汤证、桂枝汤证、小青龙汤证、小柴胡汤证、理中汤证等，无不效如桴鼓。

傅老一生行医，最推崇医圣张仲景，对《伤寒论》《金匮要略》中的方药条文均烂熟于心，掌握了该书病脉证论治疾病的精髓，继承了方证对应的精神，临床运用得心应手。清代医家陈修园在《时方妙用》中也说："伤寒以六经为主，太阳、阳明、少阳为三阳，太阴、少阴、厥阴为三阴，病证百出无常，总范围于六经之内，仲景所以为万世师也……余治杂病亦随俗，采用时方，唯于伤寒一门，非此方不能以治此病，非此药不可以名此方，不敢少有迁就。"故而傅老临证多采取方证对应，如用雷少逸的清宣金脏法治暑咳，顺气搜风法治疗风邪中经证，清离定巽法治疗暑风（即现之乙脑）等，都取得了立竿见影的疗效。对于肺炎、胸膜炎所导致的口苦、胸满胁痛、寒热往来等症，选用小柴胡汤加味，亦取得良好疗效。妇科病中除对月经不调、崩漏、带下等常见病的治疗外，用张锡纯《医学衷中参西录》的寿胎丸治疗习惯性流产，也取得了良好效果。

2. 精研明清及近代医家著作，提高了方证对应水平

历代医家均对方证对应理论予以重视及发挥，唐代孙思邈在《伤寒论》的基础上提出了"方证同条，比类相附"的方证体系。宋代的方肱对方证对应做了进一步阐述，将方证称为药证，"所谓药证者，方前有证也，如某方治疗某证也"。清代的柯韵伯在《伤寒来苏集》中对方证对应论述如下："仲景之方，因症而设，非因经而设，见此症便与此方，是仲景活法也。"徐灵胎在《伤寒论类方》中指出："方之治病有定，而病之变迁无定，知其一定之治，随其病之千变万化而应用不爽。"日本古方派医家对方证对应更是推崇备至，如吉益东洞著有《类聚方》、矢数道明著有《汉方治疗百话摘编》，均为方证对应的代表，这些书均为傅老的案头书，有空就读。我国近代医家蒲辅周、秦伯未也是应用方证对应的翘楚，傅老时常给我们推荐《临证备要》《蒲辅周医案》，并指出这是提高临床疗效的捷径。通过细读明清医家及近代方证对应大家的著作，再加上自己的临床体会，傅老的方证对应理论总能

在临床上运用自如。

3. 傅老对方证对应的认识

傅老对方证对应理论的认识渊源于《伤寒论》，受明清近代医家的熏陶，形成了自己的理解。方，就是方剂，是治疗的具体手段。证的含义比较多，具体有三方面：主症、病机、主要症状。简而言之就是"有是证用是方，证以方名，方随证立，方证之间存在高度契合的关系"。如桂枝汤证以"脉弱自汗"为主症，麻黄汤以"恶寒无汗"为主症，临床见脉弱自汗用桂枝汤，见恶寒无汗用麻黄汤，这种就是方与主症的对应关系。如《伤寒论·辨太阳病脉证并治》曰："自利不渴者，属太阴，以其脏有寒故也。当温之，宜服四逆辈。"这体现了方与病机的关系。《伤寒论·辨太阳病脉证并治》曰："伤寒五六日中风，往来寒热，胸胁苦满，嘿嘿不欲饮食，心烦喜呕，或胸中烦而不呕，或渴，或腹中痛，或胁下痞硬，或心下悸，小便不利，或不渴，身有微热，或咳者，小柴胡汤主之。"这段话论述了小柴胡汤证与主要症状的关系，临床但见一症就可用之。

傅老临床思辨的模式多为第二种方法，概言之为"辨证论治下的方证对应"。曾有学者指出"辨证论治是理、法、方、药的有机结合体，辨证是理，论治是立法、处方、用药，理法方药环环相扣，证变则法、方、药都随之改变，即随证治疗；证不变则法、方、药都不变，即方证对应"，这阐明了方证对应其实就是辨证论治的一种方法，是辨证论治的重要组成部分。任何疾病在辨证论治后，最终均要落实到证 - 方上面，证与方对应得越好，疗效就越佳，所以方证对应是辨证论治的具体体现。

傅老看病只开两种剂型药物，一为中药汤剂，二为中成药，其中中成药物的使用也遵循了"辨证论治、方证对应"的原则。著名医家邓铁涛说："有人以为用专方专药治病就不是辨证论治，这是误会，专方专药用在辨证后，治疗用药有大方、小方、奇方、偶方、复方，专方专药是论治上的取舍……有人认为要经常转换方药才是辨证论治，这也是一种误解，证变则方亦随之变，证不变则效不更方。当然若对慢性病，服药时间较长，根据患者的证情，加减一二味，亦每每有好处，但治疗大的原则未变。"故而中成药也是方证对应的具体表现。

4. 诵读古书，记千方千证，才能用好方证对应

张仲景在《伤寒论》序里提出"勤求古训，博采众方"的教导，傅老一生谨记。跟师 3 年，粗略估计傅老使用了 800 至 1000 首方，而私下问之能熟练背诵的约 2000 首方剂，这些方见于《伤寒论》《金匮要略》《时方妙用》《时病论》《医学衷中参西录》《医学心悟》《血证论》《本草问答》《医宗金鉴》《幼幼集成》《临证备要》《蒲辅周医案》等书籍中。傅老对上述书籍均精读，大部分能够背诵，并通过自己的反复临床实践，在前人的基础上挑选能适合临床的方剂，达到了方与证的有效结合，取得了满意效果。傅老的经验告诉我们运用好方证对应没有捷径，唯有下功夫，多背诵、多临床实践，而这种勤奋精神值得吾辈学习。

（二）用药特点，方小效宏

傅老作为方证对应的继承者，常宗近代名医蒲辅周名言："加减有则，灵活运用，用药要纯，最忌复杂，一方乱投一二味不相干之药，即难见功。"尤其反对问病堆药，拼凑成方，一张处方

少则十七八味，多则三四十味，为提高所谓疗效，将同一类药物机械相加的行为。故而傅老临床用方存在两大特色：一为方中药味少，少则一二味，多则14味，如治疗眩晕的两仪汤，方中仅有"党参、熟地"，临床辨证准确了也能收到满意效果，最少的处方就是1味药，如治疗老年阳虚便秘，傅老有时则给予单味药"肉苁蓉"煎服当茶服用；二为剂量轻巧，如两仪汤每天30g，肉苁蓉汤也是每天30g。

又如曾治一肾结石患者，前医将中药学教材中的利尿通淋药几乎全部用上，佐以行气止痛药物，但难收寸功。傅老认为该方表面看来药多力宏，但由于中药成分复杂，相互牵制，功效不能集中，反而成了一支无帅之兵，无主之方，焉能中病？改用五苓散加滑石、血余炭、琥珀等（猪苓10g，茯苓10g，桂枝10g，白术10g，泽泻10g，滑石10g，血余炭10g，琥珀粉3g）10余剂痊愈。全方8味药，重量73g，临床却取得满意效果。

再用加味越婢汤（麻黄10g，石膏20g，甘草6g，生姜6g，大枣10g，法半夏10g，山药10g，玄参10g，麦冬10g，牛蒡子10g）治疗内虚兼有外感引起的咳嗽，木防己汤加味（木防己10g，石膏20g，党参10g，桂枝10g，桑白皮10g，苏子10g，生姜6g）治疗心功能不全所致的呼吸困难、水肿，附子汤（党参10g，附子12g，白芍10g，茯苓10g，白术10g，生姜6g）治疗慢性肾炎后全身疼痛、手足冷、脉沉细患者，临床均效如桴鼓。傅老有很多病案，均用经方治好大病，体现了傅老深厚的中医功底，辨证准确，用药精当，值得我们学习。

药味少，剂量轻，临床却取得满意效果，在当前社会下能够减轻广大患者就医的负担，值得推广。

（三）逐证治疗，抽丝剥茧——症、病、证、方统一

傅老作为传统的中医名家，尤喜用经方，对时方运用也炉火纯青。但临证多采用"一方一证一病"，对疑难重症，也用该法，逐渐抽丝剥茧，病情逐渐好转，反对诸方合用、诸证同治。如老年患者初次就诊，临床可能有"头痛、背痛、腹胀、进食差、咳嗽"等诸多疾患，患者希望同时解决，但傅老一定会拒绝，傅老通过抓主症的办法，确定疾病，再诸症合参，确定证，之后选方，最终达到方证统一，通过这种模式解除患者主要痛苦，下次就诊主要解决第二个疾病，并以此类推，使患者疾病逐次得到解决。这种临床治病方式也有其优点，避免药物庞杂，治疗目的不强；避免药多伤胃，患者不愿再治疗，尤其是老年患者。不足之处是中医功底需深厚，临床不易推广。

三、傅灿鎏临床思辨模式简析

傅灿鎏饱读医书，中医临证 50 载，病人繁多，然其能流畅应诊，临床效果也佳，临证上有其独特的思维方式，现剖析如下：

（一）首先辨病

1. 抓主症，以症为病

中医对疾病的认识，通常以症状来概括，如胁痛、胸痛、胃脘痛、腰痛、泄泻等，讲究的是"有诸内必形诸外"，通过症状进一步认识疾病的本质。傅老继承了传统中医辨病模式，临证时抓主症，以症为病，并通过主症组合其他次要症状，明确疾病的病机，即病因、病位、病性，从而为方证的结合打好基础。

2.现代检查为辅，明确疾病

傅老师古而不泥古，他常告诫我们，西医学有其优势，可以将西医学的检查结果作为中医临床四诊的补充，作为现代中医师，必须运用这个有利的武器，临证中才能解决更多问题，避免与时代脱节，治疗上才能站得高、看得远。如岩病、癥瘕积聚等多为西医学的肿瘤，中医治疗也很困难，临证时就需借助现代检查明确疾病，心中了了，这样既能取得疗效，又能对疾病的预后有准确的判断；又如肺痨病，相当于西医学的结核病，除中医的补虚扶正外，需西药抗结核治疗，单纯中医治疗收效也难。故而在疾病的诊断上，傅老明确指出须借助西医学检查。

（二）其次辨证

辨证就是通过四诊收集患者的证候，经中医特有的思维模式，确定疾病的病机，得出相应的证的过程。辨证主要包括辨病因、病位、病性等方面。傅老在辨证论治上具有深厚的功底。

中医经过几千年的发展，经历代医家的努力创造了很多辨证方法来指导临床。如《黄帝内经》阐述了阴阳五行、脏腑经络的生理病理、治法、防治等；《伤寒论》提出了六经辨证论；《金匮要略》以病统方，通过辨病来辨证论治；叶天士创立卫气营血辨证；吴鞠通运用三焦辨证治疗温病等。傅老能将各种辨证方法运用自如，临证以八纲统诸纲。内伤病及杂病喜用脏腑辨证、六经辨证；外感热病喜用三焦辨证、卫气营血辨证；四肢病变喜用经络辨证和脏腑辨证等，由于辨证方法准确，对疾病的认识则更深刻。

（三）方证对应确定具体治疗措施

追求临床疗效是中医的根本，而方证对应则很好地体现了这一思想。临床实践中，由于医生自身知识的局限性，使通过辨证论治得出疾病的病机，给予准确的论治受到很大限制，很多医生往往通过辨证不能获得准确的病机，在选方用药上也效果不好，往往失去了病人的信任。方证对应则很好地解决了这一矛盾，由于方证对应为经验的总结，具有可重复性，临床效果能得到保证，在中医临证的初、中阶段可以发挥很好的作用，待中医基础理论、临床实践达到了一定的高度后，辨证论治就可以发挥其巨大作用了。

1. 以证统方

通过初步判断，傅老确定了证型，就会选定一个合适的方，每一个证型傅老都有五六个方对应，这就是"以证统方"。如风寒感冒，证型为"风寒束表"，其对应的方就有麻黄汤、大青龙汤、荆防败毒散、羌活胜湿汤、川芎茶调散等，具体用什么方，这就需要进一步辨证，明确疾病的病位、病因、病性等才能确定，该方法能够提高看病的速度及看病的准确性。

2. 以方统证

傅灿鎏老师熟读《伤寒论》及《金匮要略》，掌握了该书的精髓，临床善用方证对应治疗疾患，疗效较佳。清代医家柯韵伯说："仲景之方，因证而设……见此证便与此方，是仲景活法。"更好地诠释了方证对应，悟《伤寒论》基本精神是方证对应，以"不类经而类方"著成《伤寒论类方》。故而傅老临证时时常给我们说："古人方加减有则，灵活运用，用药要纯，最忌复杂，一方乱投一二味不相干之药，即难见功。"因此认为方证对应是临床中医师临证时最常用的临证思维方法，疾病辨证准确，初入临床的中医师能很快适应临床，治病取得较好效果，具有其不可替代的优势。

傅老时常告诫我们：要读经典、背经典、活用经典，这样才能立足临床，将方证对应运用自如。该模式确能执简驭繁，减少了临床工作量，理法方药准确率高，提高了临床疗效。

（四）同病异治，异病同治

"同病异治，异病同治"也是傅老临床常用的治疗方法，其本质为"证"，传递出这样一个信息，"证同治亦同，证不同治亦不同"，而疾病只是一个表象。以感冒为例，同为"感冒"，但因发病季节不同，证也不同，治法方药也相应改变，例如：冬季多伤于风寒邪气，需用辛温解表药祛风散寒；春季多伤于风热，当用辛凉解表药疏风散热；暑季由于感受暑湿邪气，常须用一些芳香化浊药物来祛暑湿增强疗效；秋季多伤于燥邪，故而用疏风润燥药治之。在疾病的发展过程中，不同的疾病可以出现相同的病机，因而也可以采用同一种方法来治疗，如久痢脱肛、子宫下垂是不同的病，但若均表现为中气下陷证就都可用升提中气的方法治疗。肺系疾病中的肺胀、喘病、哮病、咳嗽等虽为不同的疾病，然病情的最终发展常见肺肾亏虚证，故均可用补益肺肾的方药治疗。

由此可见，中医治病要注重"证"（即病机）的区别而非"病"的异同，所以"证同治亦同，证异治亦异"即是"同病异治"或"异病同治"的依据。

这里将傅灿鋆临床思维模式做了一个简单的流程图（见下图）：

```
                    ┌──────┐
                    │ 患者 │
                    └──────┘
                        │
                        ▼
                    ┌──────┐
                    │ 识病 │
                    └──────┘
                        │
                        ▼
                    ┌──────┐
                    │ 辨证 │
                    └──────┘
                    ╱        ╲
                   ▼          ▼
          ┌──────────┐   ┌──────────────┐
          │ 方证对应 │   │ 同病异治，异 │
          └──────────┘   │ 病同治       │
            ╱      ╲      └──────────────┘
           ▼        ▼           │
   ┌──────────┐ ┌──────────┐    │
   │ 以方对证 │ │ 以证统方 │    │
   └──────────┘ └──────────┘    │
            ╲        │      ╱
             ▼       ▼     ▼
              ┌──────────┐
              │ 处方择药 │
              └──────────┘
```

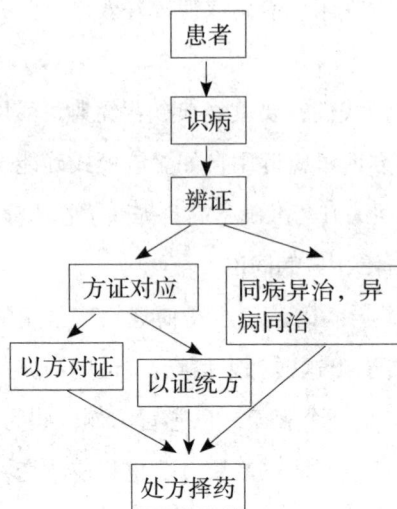

　　傅老临证方法很多，上图只是对他临证方法的简单归纳，远不能代表其真正的临床思维状态。

第二节　中医肺系理论体系的构建

呼吸系统作为人体五大系统的一部分，在人体局部和整体中都发挥着巨大作用，傅老临床上尤擅长治疗肺系疾病，对呼吸系统的理论认识有其完整性及特色性。

一、肺系解剖结构

中医解剖知识来源多从《难经》《黄帝内经》所得，后因中国的传统文化限制了中医解剖的发展。傅灿鎏熟读《黄帝内经》《难经》《现代解剖学》，对肺系的解剖结构认识清楚，通过对肺的解剖结构的认识提高了其临床诊治水平。综其论述，将肺系的结构从以下三个方面论述：

（一）肺的基本结构

肺的基本结构包括肺的位置、重量、质地、形态等，掌握肺的一般结构对肺的生理、病理认识才能更深刻。

1. 解剖位置

《难经》《黄帝内经》对肺的解剖位置有准确的描述。《素问·病能论》曰："肺者，脏之盖也。"《灵枢·经脉》曰："上膈属肺。"《难经·三十二难》曰："肺在膈上也。"这些论述准确地指出了肺脏的位置最高，为五脏六腑之上，位于横膈之上的胸腔。

2. 重量

《难经·四十二难》载:"肺重三斤三两。"约相当于796.875g,与现代13～17岁青少年男性的肺重相当。

3. 肺叶

《难经·四十二难》曰:"六叶两耳。"《经络汇编·脏腑联系分合详说》说:"肺有两大叶,六叶两耳,中有二十四空,虚如蜂窠,下无透窍,故吸之则满,呼之则虚,一呼一吸,消息自然,无有穷也。"均形象描述了肺的具体结构。现代解剖明确右肺有三叶,左肺有两叶,与古人认识略有不同,可能与古人的解剖知识欠缺有关。

4. 质地

古人描述为"肺为娇脏",明清时代医家中多有此论。如清康熙年间顾松园的《顾氏医镜·卷五·格言汇撰》谓:"此一脏名曰娇脏,畏热畏寒。"程国彭(程钟龄)《医学心悟·第三卷·咳嗽》曰:"肺为娇脏,攻击之剂,即不任受,而外主皮毛,最易受邪。"《难经·三十三难》更有"肺熟而复沉"的描述,生动而形象地表达了肺为含气的空腔脏器,煮熟了后质地变硬。

(二)肺的附属结构:鼻、咽喉、皮毛

鼻、咽喉、皮毛均为肺系的重要结构,其病变也多与肺有关。鼻窍不通,多责之于肺气失宣;皮毛枯槁,多因肺虚不能水津四布,五津并行,达于皮肤;咽喉疼痛,也因风热熏灼咽喉及肺所致。

《素问·金匮真言论》曰:"开窍于鼻,藏精于肺。"《灵枢·脉度》又指出:"肺气通于鼻,肺和则鼻能知香臭矣。"肺主呼吸,鼻为呼吸出入之门户,所以说"开窍于鼻"。鼻要发挥正常

的通气和嗅觉功能，必须依赖肺气和调，呼吸畅利。如外感风寒袭肺，则鼻塞流涕影响嗅觉；肺有燥热，则鼻孔干涩；邪热壅肺，往往有气喘鼻扇。可见肺与鼻窍是息息相关的。

咽喉为气息进入肺的通道，明·翟良《经络汇编》曰："悬雍之下，舌之后，有咽、喉二窍，同出一脘，异涂施化，二道并行，各不相犯。喉在前，主出纳，名吸门。其管坚空，其硬若骨，连接肺本，为气息之路，呼吸出入，下通心肺之窍，以激诸脉之行，此气管也。气管九节，重十二两，长一尺二寸，广二寸，内有十二小孔，孔不外透，乃气息之路，谓之十二重楼，仙家谓之十二等级。下联肺本。"将喉、气管均归属于肺，咽喉的病变临床论治也多从肺论治。

皮毛为人体的第一道防御大门，其强弱均与肺有关。《素问·痿论》曰："肺主身之皮毛。"《素问·咳论》云："皮毛者，肺之合也。"《素问·五脏生成》载："肺之合皮也，其荣毛也。"《素问·经脉别论》曰："脉气流经，经气归于肺，肺朝百脉，输精于皮毛。"上述论断均说明皮毛赖肺的精气以滋养和温煦，皮毛的散气与汗孔的开合与肺之宣发功能密切相关。由此可见，皮毛的疏密、防御能力的强弱均与肺宣发布散的功能有关。

（三）肺系的经络系统

肺脏不仅与鼻、喉、皮毛关系密切，并且通过手太阴肺经与诸脏腑、关节相联系，形成了完整的呼吸系统。

手太阴肺经感邪除了经络循行的部位病变外，同时伴有肺脏本身的受损，临床治疗也可从肺论治。《灵枢·经脉》曰："肺手太阴之脉，起于中焦，下络大肠，还循胃口，上膈属肺。从肺系，横出腋下，下循臑内行少阴、心主之前，下肘中，循臂内上骨下廉，入寸口，上鱼，循鱼际，出大指之端。其支者：从腕后，直出次指内廉，出其端。是动则病肺胀满，膨胀而喘咳，缺盆中痛，甚则交两手而瞀，此为臂厥。是主肺所生病者，咳，上气喘渴，烦心胸满，肘臂内前廉痛厥，掌中热。"这段经文明确指出了手太阴肺经病变可引起肺部症状，同时肺的病变也可出现手太阴肺经的病变。

（四）傅灿鋆肺系解剖结构临证发微

肺系主要包括肺脏、鼻、咽喉、皮毛、大肠、手太阴肺经、手阳明大肠经等结构，是人体的五大系统之一。《素问·阴阳应象大论》曰："西方生燥，燥生金，金生辛，辛生肺，肺生皮毛，皮毛生肾，肺主鼻。其在天为燥，在地为金，在体为皮毛，在脏为肺，在色为白，在音为商，在声为哭，在变动为咳，在窍为鼻，在辛为味，在志为忧。"这段将肺系包括的脏腑组织官窍做了概括。傅老除了掌握常见肺的形态结构外，在临床运用上也总结出其独特理论。

1. 肺系结构独特的表里定位

除《内经》《难经》外，历代医家受中国传统文化的影响对人体解剖的认识比较模糊，这阻碍了中医的进一步发展。傅老作为传统的中医药继承者，对人体的解剖结构认识很清楚，这不仅为其治疗肺系常见病、多发病打好了基础，更对其治疗疑难杂症提供了莫大的帮助。通过对《内经》《难经》的研究，掌握了肺系结构的整体性，并通过传统中医定位方式将其做了表里定位，见下图：

```
                    ┌──────────┐
                    │  肺系结构  │
                    └──────────┘
              ┌──────────┼──────────┐
              ↓          ↓          ↓
        表          表里之间         里
   ┌──────────┐  ┌──────────┐  ┌──────────┐
   │  鼻  皮毛  │←→│   咽喉    │←→│  肺  大肠  │
   └──────────┘  └──────────┘  └──────────┘
        └────────────┼────────────┘
                     ↓
               ┌──────────┐
               │ 手太阴肺经 │
               └──────────┘
```

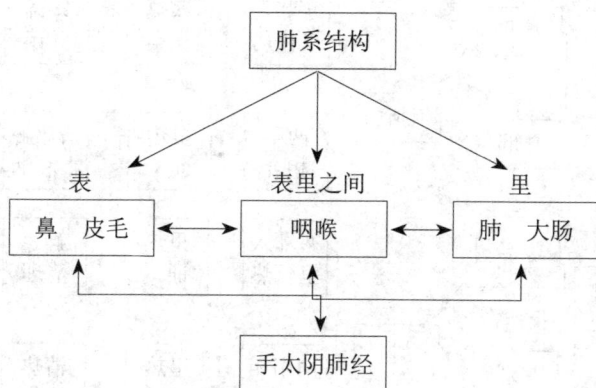

　　这个肺系的表里定位理论在临床具有明显的指导意义，简化了中医辨证过程，提高了临床辨证的准确性。

　　傅老通过对肺系结构的表里定位，明确了鼻、皮毛属表、属阳，易受寒邪侵袭而为表证；咽喉为肺系的表里之间，寒热之邪均易侵犯；而肺与大肠属里属阴，易受热邪侵袭而成热证。表里之间通过手太阴肺经、足阳明大肠经相联系，共同形成了一个整体，相互之间可以相互传变。

　　举例1：表里传变

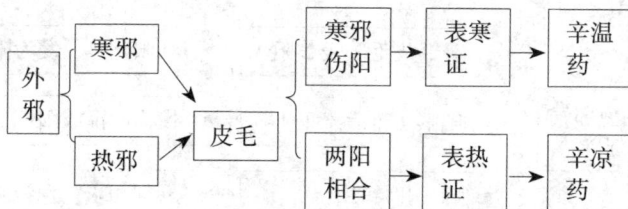

```
                          ┌──────┐ ┌──────┐ ┌──────┐
              ┌寒邪        │ 寒邪 │→│ 表寒 │→│ 辛温 │
   ┌──┐      │            │ 伤阳 │ │  证  │ │  药  │
   │外│      │     ┌──┐   └──────┘ └──────┘ └──────┘
   │邪│──────┤    →│皮毛│
   └──┘      │     └──┘   ┌──────┐ ┌──────┐ ┌──────┐
              └热邪        │ 两阳 │→│ 表热 │→│ 辛凉 │
                          │ 相合 │ │  证  │ │  药  │
                          └──────┘ └──────┘ └──────┘
```

```
                    ┌──────┐      ┌──────┐      ┌──────┐
              寒邪 →│ 寒邪入│  → │ 寒热 │  → │ 寒温 │
          ┌────┐    │ 里化热│      │ 夹杂 │      │ 并用 │
    外    │寒邪│    └──────┘      └──────┘      └──────┘
    邪  ┤      ├→ 咽喉
          │热邪│    ┌──────┐      ┌──────┐      ┌──────┐
          └────┘  →│ 两阳 │  → │ 里热 │  → │清热解│
              热邪 │ 相合 │      │ 证   │      │毒利咽│
                    └──────┘      └──────┘      └──────┘

                    ┌──────┐      ┌──────┐      ┌──────┐
              寒邪 →│ 寒邪入│  → │ 里热 │  → │ 解表 │
          ┌────┐    │ 里化热│      │ 证   │      │ 清理 │
    外    │寒邪│    └──────┘      └──────┘      └──────┘
    邪  ┤      ├→ 肺
          │热邪│    ┌──────┐      ┌──────┐      ┌──────┐
          └────┘  →│两阳相│  → │ 里热 │  → │ 清热 │
              热邪 │合热证│      │ 证   │      │ 化痰 │
                    └──────┘      └──────┘      └──────┘
```

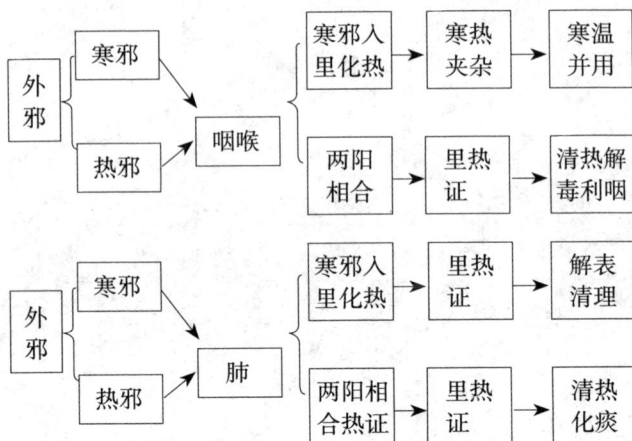

从上示意图看，外感邪气入里犯肺，易化热形成里热证，治疗当清热化痰；而病位在咽喉属半表半里，感受热邪，蕴结咽喉，治疗当清热解毒利咽，而感受寒邪，也会部分化热，形成寒热错杂之证，治疗当寒温并用；病位在鼻、皮毛属表，感受六淫，疾病的病理表现则与六淫邪气的性质同，感寒邪则为表寒证，感热邪则为表热证。这种表里定位进一步确定了肺系感邪后的寒热属性，这对临床选方用药具有很好的指导作用。

举例 2：邪从内生

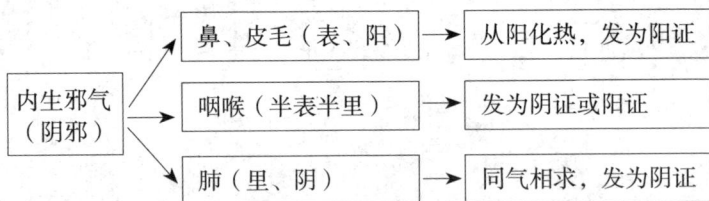

```
                    ┌──────────────┐      ┌──────────────┐
                  →│ 鼻、皮毛（表、阳）│  → │从阳化热，发为阳证│
  ┌────────┐        └──────────────┘      └──────────────┘
  │ 内生邪气 │        ┌──────────────┐      ┌──────────────┐
  │ （阴邪） ├─────→│ 咽喉（半表半里）│  → │发为阴证或阳证  │
  └────────┘        └──────────────┘      └──────────────┘
                  →┌──────────────┐      ┌──────────────┐
                    │ 肺（里、阴）   │  → │同气相求，发为阴证│
                    └──────────────┘      └──────────────┘
```

从以上 2 个例子可以看出，将肺系进行表里划分，具有临床指导意义，可以进行推广。

2. 准确的疾病定位

傅老作为传统的中医临床医家，在疾病的定位上要求很高。除传统的四诊诊病模式外，傅老也常常借助西医学检查作为四诊的延伸，如鼻镜、喉镜、纤支镜、胸片、CT 等检查。只有准确地定位，才能精确地选方用药，并能避免漏诊恶性疾病。

二、对肺系生理的认识

世界万事万物均由五行构成，人体也不例外。肝心脾肺肾分属木火土金水，故而人体各部按其属性，其功能也分属于五脏，傅老由此继承了"五脏为中心整体观"理论。在五脏系统中，肺系是重要的组成部分之一。"肺为相傅之官"，又曰"肺为脏之长"，"天地合气而万物化生"，"肺为人体后天之天"，故而傅老对以肺脏为中心的肺系整体认识深刻。

（一）以肺为中心的肺系生理整体观

1. 肺的生理功能

傅老对肺的生理认识主要基于两方面：一为气的升降出入；二为津液运行，现分别述之。

（1）肺主气，司呼吸：指肺具有主呼吸之气和主一身之气的作用。肺是体内外气体交换的场所，人体通过肺，从自然界吸入清气，呼出体内的浊气，吐故纳新，使体内外的气体不断交换，从而保证了人体新陈代谢的正常进行。吸入的清气与脾胃运化的水谷精气在肺相合生成宗气，贯心脉以行心血。肺主气不仅能辅心行血，而且主持和调节了全身各脏腑组织器官之气，对全身的气机具有调节作用。

气源于先天（肾之元气），以脾胃为气血生化之源为前提，气的运行由肺的开合、升降完成。从机体的自稳调节看，"肺主气"是肺气对人体之气的自稳调节，气调则营卫脏腑无所不治。有医家认为"脾肺皆为后天之本"，肺参与整个人体的气机运动，肺所主乃后天之气，肾脏对元气起主管作用。

（2）主宣发肃降：肺主宣发，即是指肺气具有向上、向外、升宣、发散的生理功能。这种功能，主要体现在以下三个方面：一是通过肺的宣发，排出体内的浊气——呼浊；二是将脾所转输的津液和水谷精微布散周身，外达于皮毛；三是宣发卫气，调节腠理之开合，将代谢后的津液化为汗液，排出体外。

肺主肃降，指肺具有排出肺内各种异物，使呼吸道通畅，呼吸平稳，从而保持肺脏清虚之性的功能。这种功能，主要体现在以下三个方面：一是吸入自然界之清气，并将吸入之清气与谷气相融合而成的宗气向下布散至脐下，以资元气；二是将脾传输至肺的津液及部分水谷精微向下向内布散于其他脏腑，以濡润之，并将脏腑代谢后产生的浊液下输于肾或膀胱，为尿液生成之源；三是保持呼吸道内的通畅，肃清呼吸道内的异物。

肺气的宣发和肃降，是气机运行的一种基本形式，在生理情况下，两者相互依存，相互配合，相互制约，能宣能降，使气能出能入，能升能降。在病理情况下，则又相互影响。如二者的功能失去协调，即可出现"肺气失宣"或"肺失肃降"等病变，临床可见胸闷、咳嗽及喘息等症。有医家认为宣肺和降气是治疗肺疾的基本原则，肺主宣降是肺调节水液代谢的内在基础，可维持人体水液代谢的平衡。

（3）通调水道：肺通调水道的功能，是指肺气宣发和肃降对于体内津液代谢具有疏通和调节的作用。主要体现在下述两个方面：一是肺主宣发，调节汗液的排泄。肺气宣发，不但将津液和水谷精微布散于周身，而且主司腠理的开合，调节汗液的排泄，使汗液的排出正常。二是肺气肃降，可将体内的水液不断地向下输送，经肾和膀胱的气化作用，生成尿液而排出体外。这就是肺在调节津液代谢中所起的作用，所以，又有"肺为水之上源"和"肺主行水"等说法。

现代研究认为，肺对肾脏泌尿机能的调节可能是通过下丘脑—垂体后叶分泌释放的抗利尿激素（ADH），肾素血管紧张素醛固酮系统，肺细胞对生物活性物质的释放、转换和灭活，以及心肺—肾反射等，影响和调节肾脏整个泌尿过程的。

（二）鼻、咽喉、皮毛的生理功能是肺功能的外在延伸

傅老认为鼻、咽喉、皮毛作为肺的附属结构，除了本身具有的特殊功能外，基本为肺功能的外在体现。

《素问·金匮真言论》曰："开窍于鼻，藏精于肺。"说明鼻为呼吸的门户，肺气正常的宣发肃降有赖于鼻窍的通畅。《灵枢·脉度》指出："肺气通于鼻，肺和则鼻能知香臭矣。"说明鼻要发挥正常的通气和嗅觉功能，必须依赖肺气和调。根据上述，鼻的生理功能乃肺的功能的外在延伸。

咽喉为呼吸之门户，也为发音器官，肺主声，手太阴肺经循咽喉而行，故喉能发音也为肺的功能表现。《临证指南医案·失音》曰："金实则无声，金破亦无声。"乃此之谓也。

《素问·咳论》提到"皮毛者，肺之合也"，说明皮毛的功能与肺有关。具体体现在：①顾护肌表，防御外邪。皮毛为机体防御外邪的第一道屏障，受邪则肺易受病，如《素问·咳论》所说："皮毛者肺之合也。皮毛先受邪气，邪气以从其合也……肺寒则内外合邪，因而客之，则为肺咳。"②排泄汗液。《灵枢·本脏》曰："卫气者，所以温分肉，充皮肤，肥腠理，司开合者也。"③宣发肺气，助肺呼吸。皮毛多玄府，此为气门，可以助肺呼吸。现代研究认为"皮毛"为肺脏的抗邪屏障，相当于呼吸道的免疫防御系统。呼吸道黏膜和皮肤的免疫功能是协同一致的，以呼吸道黏膜免疫功能为主。

（三）手太阴肺经——肺、皮毛、鼻、咽喉之间的联系纽带

经脉的功能在中医学中占有重要地位，具体到手太阴肺经有：①联系诸器官，形成一个整体。如通过经络的串联，使肺、大肠、鼻、喉、皮毛成为一个整体的肺系结构。②运行气血，濡养组织器官。通过经络将肺经的气血，运送到需要的器官，如将气血运送至皮毛，起到熏肤、充身、泽毛等作用。③协调阴阳。通过气血的运行，使体内阴阳达到平衡。④传递信息。是肺脏与体表及五脏之间信息传导的通路。

傅老认为肺系的功能以肺为中心，通过手太阴肺经将其功能延伸到鼻、咽喉、皮毛等组织器官，形成一个整体，上述任何部位出现问题均与肺有关。例"皮毛枯槁"多为肺气宣发功能失常，不能布散水谷精微物质于表，皮肤失于濡养之缘故；鼻窍不通也与肺气闭郁有关。

（四）肺与肝、脾、心、肾四脏的关系

《素问·咳论》曰："五脏六腑皆令人咳，非独肺也。"通过这个咳嗽的论断表明五脏六腑为一个整体，它们联系紧密，相互影响。傅老通过脏腑、阴阳五行、经络等理论将肺与肝、心、脾、肾等脏联系在一起，五脏之间相互影响，相互依存。

1. 心与肺的关系

心主行血，肺主气而司呼吸，所以心与肺的关系，是气和血相互依存、相互为用的关系。

肺主气，具助心行血之作用。因此，肺气正常则是血液正常循行的必要条件。反之，只有正常的血液循环，方能维持肺呼吸功能的正常运行，故有"呼出心与肺"之说。联结心之搏动和肺之呼吸两者之间的中心环节，主要是胸中的"宗气"。宗气具有贯心脉而行气血，走息道而司呼吸的生理功能，宗气使血液循环与呼吸运动之间相互联系，在病理上相互影响。肺与血脉在生理病理上息息相关，使肺血虚证成为可能。肺病的产生与血关系密切，治疗上间接、直接地应用行血、活血、凉血、散血、止血、祛瘀之药可起效。

2. 肺与脾的关系

《素问·灵兰秘典论》曰："肺者，相傅之官，治节出焉……脾胃者，仓廪之官，五味出焉。"《素问·六节藏象论》曰："肺者，气之本……脾、胃、大肠、小肠、三焦、膀胱者，仓廪之本，营之居也。"《素问·经脉别论》曰："饮入于胃，游溢精气，上输于脾。脾气散精，上归于肺，通调水道，下输膀胱。水精四布，五经并行。"根据上述理论，肺与脾的关系，主要表现在气的生成和津液的输布代谢两个方面。

肺为主气之枢，脾为生气之源。肺主气，脾生气，两者相互促进，形成后天之气。脾主运化，为气血生化之源，但脾运化的水谷之气，必赖肺气的宣降方能输布全身。而肺所需的津气，要靠脾运化的水谷精微来供应，故脾能助肺益气。所谓"脾为元气之本，赖谷气以生；肺为气化之源，而寄养于脾者也"（《薛生白医案》）。

脾为生痰之源，肺为贮痰之器。脾运化水湿，肺通调水道。人体的津液由脾上输于肺，再通过肺的宣发和肃降而布散至周身，下输膀胱。脾之运化水湿，赖肺气宣降的协助，而肺的宣降又靠脾之运化以滋助，两者相互合作，参与体内水液代谢。

3. 肺与肝的关系

《素问·六微旨大论》曰："出入废，则神机化灭；升降息，则气立孤危。故非出入，则无以生长壮老已；非升降，则无以生长化收藏。是以升降出入，无器不有。"肺与肝的关系，主要表现于气机的调节方面。

肺位于膈上，主肃降，应秋气，其气以下降为顺；肝位于下焦，主升发，应春气，其气以上升为顺。肝升肺降，相反相成，维持人体气机的调畅，是谓"肝升于左，肺降于右"。如《医碥·五脏生克》说："气有降则有升，无降则无升，纯降则无升。何则？浊阴从肺右降，则胸中旷若太虚，无有窒塞。清阳则以从肝左升，是谓有降有升。"是故，肺与肝的关系表现在气机升降方面。

4. 肺与肾的关系

肺为水之上源，肾为主水之脏，肺主呼吸，肾主纳气。肺与肾的关系，主要表现在津液的代谢和呼吸运动两个方面。

肺为呼吸器官，通过肺的呼浊吸清，吐故纳新，完成体内外气体的交换。但肺的呼吸功能，必须依赖于肾主纳气的作用才得以正常发挥。

肾为主水之脏，具有气化功能，其气化作用贯彻在水液代谢的始终，而肺为水之上源，肺主行水，宣发肃降，通调水道。肺肾等脏相互配合，共同维持人体水液代谢的协调平衡。

从五行生克制化上看，肺为母，肾为子，母能生子，肺肾关系也为金水相生关系。

三、傅灿鎏对肺系疾病基本证的研究

傅老将肺系疾病的病理变化归纳总结为三方面：肺的气血阴阳亏损；肺的功能失调；肺与五脏盛衰失调。这三方面共同作用形成肺系疾病的病理变化，最终形成了疾病。

（一）肺功能失调所致证型

肺的功能失调，通常指肺的宣发肃降功能太过或不及。肺的宣发和肃降，是肺气升降出入运动的两个方面，二者虽有区别，但又相互影响，有宣有肃方能使肺的生理功能正常。肺气宣发和肃降失常，或由外邪袭表犯肺，或因痰浊内阻肺络，或因肝升太过，气火上逆犯肺等所致，也可由于肺气不足，或肺阴虚亏等因素而成。

1. 肺气不宣证

肺气不宣为肺气失于宣通。《医学实在易》说："气通于肺脏，凡脏腑经络之气，皆肺气之所宣。"肺之宣肃正常则呼吸调匀，脏腑功能协调；肺气不宣，呼吸不畅，气机不利，全身脏腑功能则

失调。治疗上傅老多用辛散之品，宣发肺气，如麻黄、桂枝、桔梗、香薷等。

2. 卫气壅滞证

肺主气，外合皮毛，故肺能宣发卫气于表，润泽皮毛，使皮毛光滑、柔顺。肺失宣发，卫气壅滞于表或肌腠，毛窍闭塞而见恶寒、发热、无汗、皮毛枯槁无华等。治疗上傅老仍以麻黄汤、桂枝汤为主治疗。

3. 肺失清肃证

肺失清肃又称肺失肃降，是指肺气失于清肃下降的功能，使肺气下降和清洁呼吸道的功能减退。临床上表现为胸闷、气促、咳嗽、痰多等。咳嗽日久，肺气损伤，肃降失常，可进一步导致肺气上逆。肺气上逆与肺失清肃相同，但咳嗽气逆较肺失清肃为甚。治疗当以泻肺或者降气为主，常用药为苦杏仁、莱菔子、紫苏子、枇杷叶、牛蒡子等类。

4. 三焦水道不利证

肺主治节，通调水道，治理调节全身气血精津液的代谢。肺气失宣或肺失清肃，均可导致肺气上逆而气喘，通调水道功能失职，而出现尿少、水肿等症，临床运用中傅老最常用的为越婢汤、变制心气饮，方中通过泻肺利水等作用达到通利水道之功。

（二）肺阴阳气血亏损所致证型

气血阴阳作为肺的生理基础，是体现肺功能的根本，若亏虚则表现为不足。

1. 肺气虚证

肺气虚多因肺失宣肃，日久不复，或因久病气虚，或劳伤过度，耗损肺气所致。肺气不足除气虚的一般表现外，主要表现为以下病理变化：①呼吸机能减退：肺气虚则体内外气体交换出入不足，可出现咳嗽、气短、声低、息微，甚则喘促、呼吸困难等症。②水液停聚：肺主行水，为水之上源。肺气虚不能通调水道，影响水液的输布代谢而咳痰清稀，甚则聚痰成饮，产生水肿。③卫阳虚弱：肺气虚损，卫气不足，卫外功能低下，腠理不固，而致表虚自汗、畏寒等。

对肺气虚的现代研究也颇多，曾有学者总结了近10年的研究成果，宏观上从呼吸功能、病理形态学、内分泌学、免疫学方面研究，微观上从分子生物学、基因芯片方面进行深入的研究和探索，使肺气虚证在宏观的基础上进一步微观化和客观化。

2. 肺阴虚证

肺阴亏损是指肺脏的阴津亏损和阴虚火旺的病理变化。多由燥热之邪灼肺，或痰火内郁伤肺，或五志过极化火灼肺，以及久咳耗伤肺阴所致。阴津亏损，肺燥失润，气机升降失司，阴虚而内热自生，虚火灼伤肺络，可出现一系列干燥失润及虚热见症，如干咳无痰或痰少而黏，气短，潮热盗汗，颧红，五心烦热，甚则痰中带血等。肺脏阴虚津亏，久延不复，常损及于肾，而致肺肾阴虚。

3. 肺阳虚证

肺阳虚多见于年高体弱或素体阳虚之人。多因久咳、久哮、久喘，使肺气耗损而致，多在肺气虚的基础上发展而成。每于冬寒季节病情加剧。肺阳不足，气虚卫外不固，肺气虚寒，气不化津，清阳不布，以及肺虚气失所主故导致肺痿、哮证、喘证、肺胀等疾病。临床表现为咯吐涎沫，质清稀量多，形寒肢冷，自汗，背寒如掌大，易感受风寒，或稍劳累即作哮喘，或作喘促，或作感冒，平素神疲乏力，短气不足以息，头眩，纳少，口不渴，舌质淡，苔白滑润，脉迟缓或虚弱。

（三）肺与肝、心、脾、肾等四脏功能失调所致证型

傅老认为五脏之间相互影响，肺与肝为金克木关系，肺与肾为金水相生关系，肺与心为气与血关系，肺与脾为子母关系，一脏病则他脏也会病。

1. 肺脾同病证

肺脾同病病理基础有二：一为后天之气的来源与肺脾有关，肺司呼吸，清气摄取于肺，脾主运化，谷气化生于脾，肺脾同主乎气；二为气的升降出入也与肺脾有关。

通过肺的宣发功能使气出表，温煦皮肤，肺的肃降功能使气下行治节诸脏，故称肺为相傅之官。脾的上升功能使下焦之气上达心肺，胃的降浊功能使上焦之气下达肝肾，故脾为四运之轴。脾主运化水湿，肺主布散津液，两脏与水液的关系密切。

肺脾同病常见证型有表里同病、肺脾气虚、肺胃实热、肺胃津亏、气郁津凝等。

2. 肺心同病证

心肺同居膈上，属于上焦。肺主气属卫，心主血属营。正如《难经·三十二难》说："五脏俱等，而心肺独在膈上者，何也？然，心者血，肺者气，血为营，气为卫，相随上下，谓之营卫。通行经络，营周与外，故令心肺在膈上也。"在正常情况下，营行脉中而卫行脉外，心血上朝于肺，而肺气下注于脉。行于脉中的

气，谓之营气；行于脉外的气，谓之卫气。气与血，营与卫之间是相互依存，相互协调的。故而肺心同病也表现在卫气和营血的病变上，临床表现为以下几种情况：卫气亏损，营阴外泄的自汗；营阴亏虚，阴虚阳盛的盗汗；营卫不和，卫强营弱而发热、自汗；气虚不摄血，血液外溢；血虚气无依，阳气浮越的假热；气血两虚；气血两燔等。

3. 肺肾同病证

肺为水之上源，肾为水之下源，二者皆与津气摄纳、生化、输泄有关。《素问·经脉别论》曰："饮入于胃，游溢精气，上输于脾。脾气散精，上归于肺，通调水道，下输膀胱。"这体现了肺肾对水液代谢的调节。

肺主气，司呼吸。肾藏元气，为气之根。二者功能失调则肾不纳气，表现为喘促、气紧等。

肺在五行中属金，肾在五行中属水。肺为母，肾为子，母强则子旺，母弱则子虚，临床表现为金水相生。

4. 肝肺同病证

肝居下焦，其性升发；肺居上焦，其性肃降。在升降学说中，肝左升，肺右降，为气机升降出入的道路。在正常生理状态下，肺气的清肃下行可以制约肝气升发，使其不卑不亢，上下协调。肝升肺降功能反映了脏腑间的协调统一，对气血津液升降出入起着协调、制约作用。五行中金能制木，这样能达到气机的协调。如果肺金清肃之令不行，肝气肝血失去控制，肝木相火因之而亢，这为肺病及肝；如肝郁化火，木火刑金，这是肝病及肺。临床上肝肺同病多表现为头晕、目眩、咳血、喘息等。

（四）肺的附属结构病变所致证型

傅老认为鼻、咽喉、皮毛的病理改变实际上为肺的功能失调，在临证时当谨记之。

1. 表卫失调证

肺气的宣发，不仅使其外达以熏肤充身而为卫外之用，并使津液敷布润泽皮毛。故肺合皮毛的功能，主要表现在防御外邪、排泄汗液、调节体温等方面。如邪气外入，肺气宣发功能受阻，则产生表卫调节功能失常的外感证候。

2. 肺气不宣，鼻窍不通证

《素问·金匮真言论》曰："西方色白，入通于肺，开窍于鼻。"肺与天气相通，鼻窍是其门户，肺能吸清呼浊，全依靠鼻窍。除为通气之门户外，气味香臭全凭鼻窍分辨。鼻窍能辨香臭，则须肺气宣降功能正常。故《灵枢·脉度》说："肺气通于鼻，肺和则能知香臭矣。"因此鼻窍病变多因外感六淫侵袭肺气，导致宣降失常，气郁津凝，常呈喷嚏频作、鼻塞流涕等。

3. 肺与大肠病变所致的证

肺与大肠相表里，二者生理病理常相互影响，如《素灵微蕴》曰："肺与大肠表里同气，肺气化精，滋灌大肠，则肠滑便易。"肺与大肠一脏一腑，一阴一阳，经络相关，表里络属。肺主治节，是大肠按正常规律传导的条件；肺主宣发，是大肠得以濡润的基础；肺主肃降，是大肠传导的动力；肺主通调水道，是大肠润燥的枢纽。一旦发生病变，肺肠之病可以相互传变、累及，以致恶性循环。《黄帝内经灵枢集注·卷五》曰："大肠为肺之腑而主大便，邪痹于大肠，故上则为气喘争。故大肠之病，亦能上逆而反遗于肺。"《证因脉治·卷三》曰："肺气不清，下遗大肠，则腹乃胀。"皆此之谓也。

现代研究认为肺炎或者支气管哮喘等病变导致肺部交换气体的功能发生障碍时，胃肠道气体的运行也受到影响。神经内分泌物质如血管活性肠肽，在调整胃肠运动及内分泌功能的同时也刺激呼吸，松弛气管。急性胃肠炎症患者的尸检发现肺淤血水肿、肺泡壁断裂形成气肿，或可见支气管黏膜杯状细胞的数量和支气管黏液腺及杯状细胞内黏蛋白和黏多糖含量减少，这种减少与大肠腺改变有相似之处。从这些文献看，肺与大肠相表里的理论对临床疾病的治疗具有较强的指导意义。

第三节 傅灿鎏治疗肺系疾病特点探析

肺主气司呼吸，通于天气，外合皮毛，开窍于鼻，其生理解剖结构就导致易受外邪侵袭，发病率很高。傅老临证最多的也为肺疾，其临证辨证颇有特点，现介绍如下：

一、四诊特点

（一）抓主症，别疾病

肺系疾病很多，如肺癌病、咳嗽病、喘病、哮病、肺痨、肺痈等诸多疾患，病不明则效不佳。傅老诊断疾病有其特点：①抓主症。患者就诊时什么症状为主，则辨为什么病。咳嗽甚则为咳嗽病；喉中哮鸣如水鸡声则为哮病；张口抬肩、呼多吸少则为喘病；咯血或痰中带血则为咯血。以主症为诊断有其突出的特点，临床思辨快，在前人的经验上较快思辨出"理法方药"，并能吻合病机，临床效果好。这一思辨过程体现了傅老的临证特色——方证对应。②师传统而不泥传统，借用西医学仪器检查诊断疾病。咳嗽可见于肺炎、肺癌、结核、肺痈等，传统中医四诊不能诊断疾病时，傅老也常借助现代仪器检查，进一步明确病因，有效地指导了临床，这避免了误诊及临证治疗的盲目性。

（二）确时间，辨虚实、表里

傅老熟背《伤寒论》，对六经辨证掌握颇深。六经传变的实质为疾病随时间的变化其病机也不断地变化。傅老临证时常问患者"生病多久了"，其义为根据病程的时间辨表里虚实，初病为表、为实，久病入里为虚，符合《内经》"邪气盛则为实""精气夺则为虚"的理论。如风寒咳嗽，初起多兼表证，10天后表证消失，3个月后肺气伤，由实证兼转为虚实夹杂，由表证转为里证，治疗也由初期的解表散寒、宣肺止咳转为理气化痰止咳及收敛肺气。

（三）鉴颜色，别寒热

傅老临证时喜用望诊诊断肺系疾病，于患者就诊时不停地观察病人，根据所得的颜色来辨疾病寒热。①观面色。面色红赤、光亮多为热证；面色晦暗青灰多为寒证。②看舌质、舌苔颜色。舌红苔黄少津为热证；舌淡苔白滑腻为寒证。③查痰色。痰黏色黄量多为热证；痰清稀色白为寒证。④大小便二色。大便秘结难解，小便短赤为热证；大便清稀次数多，小便清长为寒证。傅老通过这些小的征象鉴别疾病的寒热，用药更有针对性。

（四）识症状，清病位

肺系疾病在解剖位置上具有皮毛病变、鼻窍病变、咽喉病变、肺的本脏病变等，临床表现上均可能出现咳嗽、咯痰、恶寒发热等相同症状，临证时须分清病变部位，有针对性地用药才能有效。傅老在这方面特色突出，临证时常宁神屏气，抓主证别兼证，分清病变部位。咳嗽兼鼻塞流清涕，病变在鼻窍，治宜散邪通窍；咳嗽伴咽部不适、吐之不去等，病变多在咽喉，治宜清肺利咽；咳嗽伴恶寒发热、形寒等表现，病变多在表卫，治宜疏表利邪。

二、临床治疗及用药特点

（一）祛邪为第一要务

1.肺居高位，易受邪侵

肺开窍于鼻，肺合皮毛，外邪侵袭人体，多从鼻、皮毛入内，进而犯肺，肺宣降失常，气机不畅，发为咳嗽、咯痰。邪去正安，故治疗当"透邪于外"，避免正虚邪恋、邪盛正脱等变证发生。《叶香岩外感温热篇》第八条曰："在卫汗之可也；到气才可清气；入营尤可透热转气。"乃祛外邪之大法，不可不仿之。

2.痰浊、水饮内生之邪为患

肺为清肃之脏，痰浊水饮为患，肃降功能失常，唯当健脾燥湿化痰或利水渗湿温肺化饮，希从脾胃、膀胱祛邪外出。

3.大便秘结，浊气上扰于肺

肺与大肠相表里，大便不通，浊气内生，上扰于肺，肺宣降失常，发为肺病，治疗当通腑泻浊，浊气下降，肺功能恢复正常，病当痊愈。

肺病治疗中祛邪的道路基本就上面三条：皮肤、大便、小便。在傅老的处方中随处可见，临证当牢记，根据病邪的性质选用合适的祛邪道路。

（二）调畅肺的气机

《素问·六微旨大论》曰："出入废，则神机化灭；升降息，则气立孤危。"诚如上所言，气机的调畅关乎生死，而肺主气，司宣发肃降，决定了人的生死，调畅肺的气机的重要性不言而喻。

1. 肺的气机的调畅

主要是肺宣发、肃降功能协调，通过祛邪扶正使宣发、肃降的过或者不及得到恢复，保持二者之间的平衡。治疗肺部疾病的最终目的就是使肺的气机畅通，傅老临证时喜用麻黄、射干宣发肺气，透邪于外，莱菔子、杏仁、旋覆花、代赭石等降肺气，二者使肺的气机通畅，气能布散全身。

2. 肝肺气机调畅

肝、肺为气机升降出入的道路，肝左升，肺右降。二者功能失常，疾病痊愈困难。历代医家治疗肺系疾病，在这方面创制了很多有效的方剂，如橘皮半夏汤、清肺饮、麦门冬新方等，傅老均喜欢运用。方中除了有理肺药外，均有柴胡、枳壳、香附、薄荷等诸多疏肝理气之品，以达肝肺同调的目的。

（三）五脏同治

慢性肺部疾病，除了肺脏外，多波及他脏同病，形成复合病机。心主行血，肺主气而司呼吸助心行血，二者互根互用；肺主气，脾生气，脾生痰，肺储痰；肝左升，肺右降，互为升降之道路；肺为水之上源，肾为水之下源，肺主呼吸，肾主纳气。故而临床上肺心同病、肺脾同病、肺肾同病、肺脾肾同病等均常见，治疗均需同治，否则难以建功，傅老在这方面掌握很好，临床也多收佳效，如变制心气饮、麦味地黄汤、肾气丸加味、四君子汤、木防己汤等，临床应用广泛。

（四）独特的临证思维模式——辨证下的方证对应

目前中医界中医思辨模式主要有两种，一为辨证论治，二为方证对应。在跟师过程中我们体会到傅老临床思维模式为"辨证论治下的方证对应"，傅老在临床中将二者有机地结合起来，能提高临床疗效。辨证论治、方证对应二者各有优势，可以相互补充，方证对应核心是方与证的最佳对接过程，而辨证论治是通过对四诊的思辨得出疾病的证。故而临证先用辨证论治确定疾病的主病、主证，在此基础上进行"方证对应"，这样可以达到理法方药的一致，提高临床疗效。

（五）明确病位

肺系疾病表现为咳嗽、咯痰、喘促，然鼻、喉、气道、肺、肺经的病变均可导致上述症状的发生，临证需明确病变的部位，否则疗效不佳。临证除了传统的四诊外，尚需借助胸片、喉镜等现代检查仪器明确病灶，病不同，治疗也会不同。疾病病位的确定，可以给医生带来很多信息。如在病性上，在表者多寒，在里者多为热；如在病情严重程度上，病在肺严重，在咽喉次之，在鼻、皮毛则轻浅；如在选方用药上针对性更强，喘证可以是心喘、肾喘，鉴别清楚就能针对用药，如果心喘用肾气丸加味、肾喘用变制心气饮则不会有效，反而会贻误病情。

（六）用药要轻

"上焦如羽，非轻不举"是吴鞠通在治疗温病病在上焦的用药原则，治疗肺病也当从之。肺其位居高，用药多取轻清上浮，如羽毛之轻扬，才能上达上焦，药性不宜苦重，只要用轻清发散之品即可。傅老临证掌握其精髓，其临床方药体现为药味少、剂量轻，但临床效果均很满意，这里就不举例了，可以参考肺系疾病的临床治疗一章。

傅老临证中准确地抓住了疾病的病因、病位、病性，从而明

确了疾病的证，采取方证对应之理，临床疗效甚佳，值得后学者
仔细揣摩。

中篇

傅灿鋆治疗肺系疾病临床经验总结

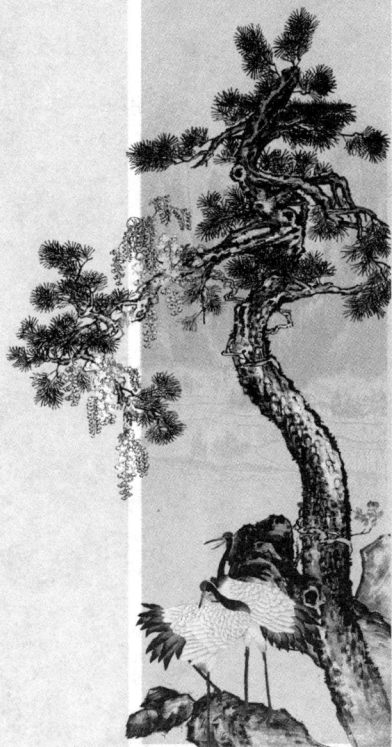

第一节　傅灿鎏治疗肺系疾病的临床经验精华摘要

一、咳嗽病的临床辨治特色

咳嗽易得，治之颇难。咳嗽可导致人体气血紊乱、脏腑功能失调，出现咯血、心悸、纳差、呃逆、胸胁胀、颜面浮肿、小便失禁等，给患者带来极大痛苦。傅老行医 50 余年，在治疗咳嗽上积累了丰富的临床经验。

（一）两纲定咳嗽

傅老临证时强调辨治咳嗽首分"内外"，内外分清，咳嗽愈半矣。

外感咳嗽为新发，发病时间短，病程多在 3 个月以内，咳声响亮、急促，发病前有外感病史，多伴有外感症状，如鼻塞、流涕、咽痒、恶寒、发热、头痛等。

内伤咳嗽多病程长，起病缓，病情常反复发作，持续 3 个月以上，咳声重浊、低微，同时可伴有他脏症状。

（二）四诊要点

1. 明确三因：发病的季节、地点、气候

发病的时间包括：发病的季节、气候。根据咳嗽发病的特点，一般规律为：冬季易发风寒，春季常见风热，夏季易生暑湿，秋季常见风燥。但是，冬季发热病，则为冬温；夏季也可感寒，发为寒湿束表之候，也应注意鉴别。

地点：南方多夹湿热；北方多夹燥寒。

2．明确咳嗽部位

咽、肺病变均可以咳嗽，明确部位有利于治疗。咽部病变病邪较轻浅，用药多轻轻透邪；肺部病变病邪已深入，治疗除祛邪外，还当清肺、降气，使肺气宣降失常得到纠正，咳嗽自愈。

3．辨人的体质

体质强者正气也强，病多为热证、实证，病程短；体质弱者正气不足，病多为寒证、虚实夹杂之证，病程多长。

（三）临床辨治特色

1.外感咳嗽

病因为"风寒暑湿燥火"，侵袭咽喉、肺而为病，病位在咽喉、肺，病性为实证，虚人受邪为表实里虚之候。傅老治疗从以下几方面着手：

（1）邪在咽喉或上气道：相当于西医的急性咽喉炎、急性气管炎、急性支气管炎。

①风寒咳嗽证：四时均有，冬令多见，傅老常用三拗汤加陈皮、法夏（麻黄10g，杏仁10g，甘草6g，陈皮10g，法半夏10g）治疗。风寒咳嗽病位轻浅，多有表卫证，邪尚未入肺化热，其发生咳嗽多以卫表闭郁，肺气不宣所致，故而选方用药多用解表宣肺之品，祛邪外出，咳嗽渐愈。

②风热咳嗽证：四时均有，多见于春季。傅老临床选方用药上多寒热并用，热药为君，寒药为臣，诸药共奏"疏风散热、宣肺止咳"之功，病情较轻者用三拗汤加味（麻黄5g，杏仁10g，

甘草6g，牛蒡子10g，浙贝母10g，蝉蜕6g，胖大海6g，陈皮6g，法半夏10g）；热灼咽喉，伴有咽喉疼痛者，傅老除了用银翘散加杏仁、浙贝母（金银花10g，连翘10g，淡竹叶10g，荆芥10g，淡豆豉10g，薄荷10g，甘草6g，桔梗10g，芦根10g，杏仁10g，浙贝母10g）外，另常用加味甘草桔梗汤（甘草6g，桔梗10g，荆芥10g，防风10g，牛蒡子10g，浙贝母10g，金银花10g，连翘10g，黄芩10g，天花粉10g，元参10g，桑白皮10g，赤芍10g，枳壳10g）。

③风燥咳嗽证：多见于秋季，予清宣凉润止咳，方用"桑杏汤"加减（桑叶10g，杏仁10g，旋覆花10g，天花粉10g，桔梗10g，知母10g，麦冬10g，生地黄10g，甘草6g）。傅老以原方加用旋覆花理气化痰，天花粉、知母、麦冬、生地黄养阴清肺，增强了治疗作用，值得效仿。

④暑湿咳嗽证：多见于长夏，予苦辛淡渗法，多给予桑叶10g，杏仁10g，浙贝母10g，枇杷叶10g，佩兰10g，滑石10g。该治法见于雷少逸的《时病论》，选用轻清之品达到清肺利湿，邪去咳止之功效。

（2）邪入肺：邪入肺，多为里、实、热的表现。傅老常用的有四个方，体现了证候朝"里、实、热"转化的过程。

①咳嗽痰多证：患者咳嗽，痰多，不易咯吐，方用豁痰丸（桔梗10g，前胡10g，麦冬10g，浙贝母10g，甘草6g，当归10g，薄荷10g，射干10g，枳壳10g，瓜蒌皮10g，天花粉10g，石斛10g，杏仁10g，知母10g）。

②咳嗽痰黄咽痒证：患者咽痒咳嗽，痰黄量多，方用黄芩

二陈汤（黄芩 10g，陈皮 10g，法半夏 10g，茯苓 10g，甘草 6g，射干 10g，薄荷 10g，连翘 10g，天花粉 10g，枳壳 10g，瓜蒌皮 10g，杏仁 10g）。

③痰热蕴肺偏热证：热邪入肺，与痰相合，患者咳嗽，痰多，色黄，舌红苔黄，脉滑数。傅老喜用清肺饮（知母 10g，浙贝母 10g，麦冬 10g，桑白皮 10g，柴胡 10g，桔梗 10g，茯苓 10g，前胡 10g，枳壳 10g，薄荷 10g，荆芥 10g，阿胶 10g，甘草 6g）以清热化痰。

④痰热蕴肺伤阴证：痰热相合，久不愈，耗伤肺津，患者除了痰热症状外，另有痰稠、口干、舌少津等伤阴表现，对此傅老喜用麦门冬新方（麦冬 10g，黄芩 10g，桔梗 10g，桑白皮 10g，柴胡 10g，杏仁 10g，紫菀 10g，浙贝母 10g，茯苓 10g，枳壳 10g，薄荷 10g，瓜蒌皮 10g，天花粉 10g，甘草 6g），在清热化痰的同时，给予养阴生津之品。

老师认为，外感咳嗽，不问何证，初起均为"外邪犯肺后留肺"，治当"宣肺疏散"，然临证中，有些病人久咳不愈，有两种情况：一为正虚邪留于肺，治疗当祛邪宣肺扶正，在三拗汤的基础上随证治疗。另外一种为外邪去而咳嗽不已，可用止嗽散治疗。

2. 内伤咳嗽，五脏咳

五脏咳多因脏腑功能下降，痰浊、水饮、血瘀等内因产生，阻塞于肺道，肺失宣降所致，临证时抓住产生"痰浊、水饮、血瘀"的内在因素，随证治疗，效果均佳。临床表现上一为肺脏本身病变咳嗽；二为他脏病变涉及肺脏，引起肺失宣降而咳嗽。

（1）肺虚咳嗽证：多见于肺阳虚患者，阳虚则向上、向外不能布散津液，向下则不能输津于膀胱，津液聚于肺为痰，患者表现为咳嗽，痰多，痰稀薄易咳出，伴有形寒肢冷，遇冷加重等情况，舌淡苔白，脉滑。傅老常予六安煎加减（法半夏10g，陈皮10g，茯苓10g，甘草6g，杏仁10g，前胡10g，干姜3g，细辛6g，五味子6g）以燥湿化痰、温肺散寒化饮，用药的重点是干姜、细辛，使肺寒得散，痰饮得化。

（2）脾虚咳嗽证：患者多形体胖盛，或久病过用寒凉之品损伤了脾胃，脾胃运化水湿之功能减退，水湿上行化为痰浊潴于肺，肺失宣降发为咳嗽。临床表现为咳嗽，咯吐白痰，伴纳差，腹胀，舌淡苔白，脉沉滑。傅老常用六君子汤加味（党参15g，白术10g，茯苓10g，炙甘草10g，陈皮10g，法半夏10g，知母10g，川贝母9g，天冬10g，麦冬10g，紫菀10g，阿胶10g）以达到健脾益肺、祛痰止咳之效果，重点用六君子汤培土生金。

（3）心阳虚咳嗽证：肺主气，心主血，二者同居上焦。心阳虚则心血瘀阻，导致肺气不能推动血液的运行，血液瘀滞于肺，化为痰浊水饮，发为咳嗽。患者除有咳嗽咯痰外，还伴有心慌，心累，唇舌紫绀，夜间呼吸困难等症状。傅老常用变制心气饮（苏子10g，法半夏10g，茯苓10g，木通10g，桂枝10g，槟榔10g，鳖甲10g，枳壳10g，桑白皮10g，炙甘草6g，吴茱萸3g），方中用桂枝温通心阳，并用苏子、桑白皮、木通等泻肺利水达到心阳得复之功能。

（4）肝郁咳嗽证：肝肺为人体气机升降之道路，肝气郁滞则肺气不降，患者常见咳嗽甚，伴有呼吸时胸胁胀痛，胸前闷胀等肝气不疏之候。傅老常用小柴胡汤加牡蛎、青皮（柴胡10g，黄芩 10g，法半夏 10g，党参 10g，生姜 6g，大枣 10g，甘草 6g，牡蛎 15g，青皮 10g），全方使肝气得疏，继而肺气得降，咳嗽得平。

（5）肾阳虚咳嗽：患者患病日久，由肺及肾，导致出现咳嗽，咯吐少量清痰，但伴喘促气紧，活动尤甚，伴或不伴形寒肢冷、腰膝酸软，舌淡苔白，脉沉滑，此为肾阳虚。傅老喜用金匮肾气丸合参蛤散（熟地黄 24g，山萸肉 10g，山药 10g，茯苓 10g，泽泻 10g，丹皮 10g，制附片 10g，肉桂 3g，党参 10g，蛤蚧 6g）温肾阳补肺气。

（6）肾阴虚咳嗽：本型临床可见于素体消瘦的阴虚患者，或病房中过用激素者，典型症状为咳嗽少痰，汗多，舌红少津苔少，脉细数。傅老常用麦味胡桃阿胶地黄汤加减（麦冬 10g，五味子 5g，熟地黄 24g，山萸肉 10g，山药 10g，茯苓 10g，丹皮 10g，泽泻 10g，胡桃 2 个，阿胶 10g），若喘则加参蛤散。

傅老对内伤咳嗽，临证时多要问患者的基本情况，再结合辨证，基本上能准确抓住患者的病机。随证治疗，临床收效甚佳，特别是临证运用变制心气饮治疗心衰咳嗽临床效果满意。

二、哮病的临床治验

哮病为发作性肺部疾患，发时喉中哮鸣有声，未发作时如常人，但常常经久不愈，反复发作，临床治疗困难。

傅老综合历代医家经验提出哮病多因内外邪相合发病，内有宿根——痰浊深伏肺膜；外伤于风寒暑湿燥火六邪，或伤酒，伤食，情志异常，劳役过度等。二者偶感引触，外邪引动伏痰，痰随气升，壅塞气道，呼吸困难，发为哮病，病情严重者，可致天地之气不相续接，肺气绝而亡。

（一）临床辨治特点

1. 发时治肺，平时治肾

肺为标，肾为本。哮病发作时为天气与肺气不相通，唯有治肺，开通气道，病情方能控制，符合"急则治标"的原则；缓解时，为肾不纳气，天气入肺不能经过肾的固摄作用，则肺失去其肃降之功效，肺气不降反而上逆发为哮、喘，符合"缓则治本"。

2. 喜用姜、辛、味等温药

哮有宿根。傅老认为顽痰深伏肺膜，其为阴邪，得寒则凝，得温则化，故需用姜、辛、味等温药温化顽痰，痰化方能被肺布散全身或者从气道排出，病情向愈；如若过用寒凉，则顽痰更加胶固，深伏肺膜不出，病无向愈之期。

3. 重视化痰、祛痰

傅老认为哮病为痰阻气道，痰去则治过半也。湿痰当燥化，如二陈汤之类；寒痰当温化，如姜、辛之流；热痰当清化，如竹茹、海浮石、竹沥之类；风痰当祛化，如皂荚等类。临床遇之，当别而治疗。

4. 重视开宣肺气，调畅肺的气机

傅老认为哮的另一个成因为邪气入肺与痰胶着气道，导致肺气郁闭不畅，治疗当开宣肺气，邪有出路，邪去哮病才能停止。临证用药可用麻黄、射干宣发肺气，透邪于外；另用枳壳、瓜蒌皮、苏叶、旋覆花、香附等在肺内调畅肺的气机，使肺的气机通畅，气能布散全身。

（二）临床方证并治

傅老治疗哮病遵循其辨治特点，发时治肺、治痰、祛邪，缓解时治肺脾肾，调畅气机，危重时当急固脱，这里将其临床方证对应一般规律总结如下：

1.寒哮证重点温肺

傅老喜用破痰射干丸（射干 10g，半夏 10g，陈皮 10g，百部 10g，款冬花 10g，细辛 6g，干姜 6g，五味子 6g，浙贝母 10g，茯苓 10g，郁李仁 10g，皂荚 3g）；喘憋减轻，但仍咯吐白色泡沫痰，此为痰饮内伏，表证仍留，予小青龙汤（麻黄 10g，桂枝 12g，法半夏 10g，白芍 10g，干姜 6g，细辛 6g，五味子 6g，甘草 6g）。

寒哮临床表现为喉中哮鸣如水鸡声，呼吸急促，喘憋气逆；咳不甚，痰少咯吐不爽，色白多泡沫，口不渴，天冷或受寒而发；舌苔白滑，脉弦紧或浮紧。多为哮病的急性期，寒主收引，肺被寒侵，气道紧缩狭窄，故而喉中哮鸣有水鸡声。傅老根据这一特性，予干姜、细辛温肺以起舒张气管之作用，臣以射干、皂荚、郁李仁破痰散结畅通气道；佐以半夏、陈皮、茯苓燥湿化痰，杜绝痰之来源，百部、冬花、浙贝母止咳化痰，五味子防止肺气耗散，全方合用共达"宣肺散寒、化痰平喘"之功。

2.热哮证重点清热生津

傅老喜用清热降逆汤加射干（生地黄 10g，白芍 10g，知母 10g，生石膏 20g，天花粉 10g，黄芩 10g，枳壳 10g，旋覆花 10g，杏仁 10g，代赭石 18g，射干 10g，甘草 6g，硼砂 3g）。

热哮见喉中哮鸣有声，咳嗽，咯吐黏痰，发热，汗出，怕热，舌红苔黄，脉滑数。世人多用"定喘汤"，然傅老临证少用该方，概因"热哮"乃热邪熏灼肺部，耗伤了津液，痰液浓缩，胶固于气道，发为本病，由此常用清热降逆汤治疗，该方特色是用石膏、知母、天花粉、生地黄以清热生津，痰得津则化，易被祛除，病情向愈。

3. 上实下虚哮证重点肺肾同治

哮病病程长，反复发作，由肺及肾，傅老常用苏子降气汤去法半夏、前胡加桑白皮（苏子 10g，桑白皮 10g，当归 10g，厚朴 10g，肉桂 3g，生姜 6g，大枣 10g，甘草 6g）。

苏子降气汤见于《太平惠民和剂局方》，治虚阳上攻，气不升降，上盛下虚痰涎壅盛，喘嗽短气，胸膈痞闷，咽喉不利，或腰痛脚弱，肢体倦怠，或肢体浮肿。傅老在该方的基础上加用桑白皮与苏子组成药对，加强了泻肺平喘之功，体现了治疗的最终目的是治"肺"。

4. 肺脾气虚证宜肺脾同治

肺脾亏虚，则脾生痰肺潴痰，傅老治病求源，予六君子汤加味（太子参 15g，茯苓 10g，白术 10g，炙甘草 6g，陈皮 10g，法半夏 10g，鲜竹沥 30g，生姜 10g，大枣 12g）。

肺脾亏虚常见喉中时有轻度哮鸣，痰多质稀，色白，自汗，怕风，倦怠无力，食少便溏，舌质淡，苔白，脉濡软等症状。方中四君子汤补益脾肺，二陈汤燥湿化痰，加用鲜竹沥清热化痰止咳（痰郁在肺久则化热，故用之，此乃傅老用药特色也）。

5. 肾虚证重在补肾固摄

哮病发作日久，肾气受损，肾摄纳失常，气不归原，发为本病，傅老拟法，温肾纳气平喘，予金匮肾气丸加味（熟地黄 20g，山萸肉 10g，山药 10g，茯苓 10g，牡丹皮 10g，泽泻 10g，肉桂 3g，附片 10g，沉香 3g，磁石 30g，补骨脂 10g，五味子 6g）。

肾虚哮病常见短气息粗，动则为甚，吸气不利，咳痰质黏起沫，伴有脑转耳鸣，腰酸腿软等，舌苔淡白，质胖，脉沉细。临床主症为喘，动则尤甚，如见痰多，咳甚，发热等诸症，则不能用也。

6.哮病重症重点为益气固脱

哮病重证当为喘脱，此因阴阳两虚，喘逆迫促，痰浊壅盛，浊气上逆壅塞气道，急当益气固脱，降逆浊气，傅老常选用张锡纯的参赭镇气汤（党参 12g，代赭石 18g，芡实 15g，山药 15g，生牡蛎 18g，生龙骨 18g，山萸肉 18g，白芍 12g，苏子 6g）。

喘脱多因哮病久发，患者见张口抬肩，喘息鼻扇，气短息促，烦躁，四肢厥冷，汗出如油，舌质青暗，苔腻或滑，脉细数无根等阴阳两虚危候，相当于西医学重症哮喘或哮喘持续状态，中医治疗颇为困难，傅老运用该方配合西医学治疗取得明显效果，较单用西医治疗为佳。临床遇该证候时宜中西医结合治疗。

哮病除了药物治疗外，傅老也重视预防，避免诱因，防止哮病的发作。临证时注重治本的措施，区别肺、脾、肾的主次，在抓住重点的基础上适当兼顾，其中肾为五脏之根，尤以补肾为紧要，精气充足则根本得固。

三、喘病的临床治验（五脏致喘理论）

喘证是以呼吸困难，甚至张口抬肩，鼻翼扇动，不能平卧为特征的疾病。傅老经过长期临床实践观察到临床中喘病常见于其他肺部疾病或非肺部疾病中，提出了"五脏喘"理论，并运用于临床，效果较佳。

（一）"五脏致喘"根源

《医学心悟》在"喘"论篇写道："经云：诸病喘满，皆属于热。盖寒则息微而气缓，热则息粗而气急也。"傅老经过临床实践指出喘病病因不尽于此，如风寒客肺，闭阻皮毛、肺窍，肺气郁闭而喘；风寒犯肺，入里化热，形成外寒内热，肺气上逆而喘；温热犯肺，蒸液成痰，痰热壅肺，肺失宣降，发为喘病；温热下传大肠，大便闭，浊气上干于肺而喘；暑热犯肺，耗伤肺气，肺热气虚而喘；中焦脾胃亏虚，中阳不运，痰湿内生，痰浊上阻肺道，肺失清肃，发为喘病；心阳虚衰，阳虚水停于肺，肺气不降，发为喘证；七情气结，气机郁滞，郁而化火，火热上逆于肺，肺气不降，发为喘病；肺主气，肺气虚，气失所主，也见喘病；肾主纳气，肾虚不能纳气归根，故发为喘病。

根据上述病因病机论述，五脏六腑皆能致喘，喘标在肺，本在五脏。

（二）喘病辨治要点

1. 辨虚实。①实喘：呼吸深长有余，呼出为快，气粗，声音高，伴有咳嗽痰鸣，脉数而有力，病势急骤。②虚喘：呼吸短促难续，深吸为快，气怯，声音低微，少有咳嗽痰鸣，脉微弱或浮大中空，病势徐缓，时轻时重，遇劳即甚。

2. 辨病位。喘病标在肺本在五脏，故而辨喘病的病位是治疗的关键。肺喘多伴有咳嗽、咯痰、恶寒、发热等；脾喘伴有腹胀、纳差、恶心、呕吐；肾喘伴呼多吸少、腰膝酸软；心喘伴有心慌、心累、颈脉怒张、脉结代、水肿；肝喘伴情志急躁易怒、胸胁部胀痛等。

（三）五脏致喘的临床运用

1. 肺喘

（1）小青龙汤去麻黄加杏仁石膏汤证：《金匮要略·肺痿肺痈咳嗽上气病脉证治第七》曰："肺胀，咳而上气，烦躁而喘，脉浮者，心下有水气，小青龙加石膏汤主之。"傅老喜用该方治疗外寒内饮兼化热的喘病。药物组成：桂枝10g，白芍10g，干姜6g，细辛6g，法半夏10g，五味子6g，甘草6g，石膏20g，杏仁10g。该方为经方，组方简洁明了，共奏解表、温肺化饮、清里热、止咳化痰之功，临床见于慢性支气管炎急性发作期患者。

（2）越婢加半夏汤证：《金匮要略·肺痿肺痈咳嗽上气病脉证治第七》曰："咳而上气，此为肺胀，其人喘，目如脱状，脉浮大者，越婢加半夏汤主之。"傅老用该方治疗喘病急性期，症见外寒内热之候，药物组成：麻黄10g，石膏20g，甘草6g，生姜6g，大枣10g，法半夏10g。单用该方力量偏弱，傅老常佐以桑白皮、紫苏子、紫菀、款冬花等药加强止咳平喘之功，临床见于支气管肺炎重症、哮喘急性发作期痰多患者。

（3）清热降逆汤证：傅老常用于肺热壅盛，邪热上逆作喘，临床见发热、咳嗽、咯吐黄痰、量多、喘促气紧、口干喜饮、舌红苔黄、脉滑数等症状。药物组成：生地黄10g，白芍10g，生石膏20g，知母10g，天花粉10g，黄芩10g，枳壳10g，旋覆花10g，杏仁10g，生赭石15g。

2. 肝喘——四磨汤证

该方见于《重订严氏济生方》，傅老用来治疗七情所伤，气机郁滞所致的喘病，效果颇佳。患者平素多忧思抑郁，失眠，心悸，每遇情志刺激而诱发，发时突然呼吸急促，息粗气憋，咽中如窒，但喉中痰鸣不著。药物组成：人参10g，槟榔10g，沉香3g，乌药10g。《历代名医良方注释》曰："方制槟榔以开之，乌药以异之，沉香以降之纳之。又用人参之大有力者，主持其间，俾气有统摄，不致散漫耗蚀，上下循环，营周不休，以归复于生理正常。"

3. 脾喘——苏子二陈汤加味证

该方傅老常用于治疗脾虚生痰，痰湿郁而化热之证，临床见咳嗽，痰多色黄，咳后喘促气紧，上腹胀，进食后尤甚，舌淡苔白，脉滑数。药物组成：苏子10g，法半夏10g，陈皮10g，茯苓10g，甘草6g，桔梗10g，五味子6g，桑白皮10g，瓜蒌皮10g，枳壳10g，黄芩10g。方中用二陈汤燥湿化痰，桑白皮、黄芩清肺热，苏子、桔梗、枳壳、瓜蒌皮调畅肺气，气机畅则痰湿消。

4. 心喘——变制心气饮证

该方为日本人矢数道明常用的经验方，傅老在临证中擅长运用该方治疗心阳虚水饮内停于肺所致喘病，疗效颇佳。临床见心慌、心累、活动后喘促、气紧、双下肢水肿、脉沉细、舌淡苔白或暗，咳嗽、咯痰不明显者。药物组成：苏子10g，法半夏10g，茯苓10g，木通5g，桂枝6g，槟榔10g，鳖甲10g，枳壳10g，桑皮10g，甘草3g，吴茱萸3g。

5. 肾喘

（1）肾阳虚——金匮肾气丸证加沉香、磁石、补骨脂、五味子等：此为傅老临床治疗喘证的经验方，适用于阳虚喘证。傅老认为肾阳虚蒸化无权，津液不能正常运化，停聚为饮邪，饮邪犯肺可发为喘病。临床见喘促气紧，动则尤甚，痰多，稀薄，易咯出，伴畏寒怕冷，腰膝冷痛，舌淡脉沉等症，重者可见下肢水肿。药物组成：熟地黄24g，山萸肉10g，山药10g，茯苓10g，丹皮10g，泽泻10g，肉桂3g，附片12g，沉香3g，补骨脂10g，磁石30g，五味子6g。

（2）肾阴虚——麦味胡桃阿胶地黄汤证：傅老常将本方用于肾阴虚喘证，临床见咳嗽，痰少，口干但不欲饮，咽干颧红，溲黄便干，喘促气紧，舌红少苔，脉细数。药物组成：麦冬10g，五味子6g，阿胶10g，胡桃10g，熟地黄10g，山萸肉10g，山药10g，茯苓10g，丹皮10g，泽泻10g。

（3）阴阳俱虚（喘脱）——参赭正气汤证：该方由张锡纯所创，傅老用之来治疗喘脱危候，临床见阴阳两虚，喘逆迫促，有将脱之势，患者有喘促欲脱、张口抬肩、鼻翼扇动、不能平卧、全身汗出等表现。药物组成：党参12g，代赭石18g，芡实15g，山药15g，生牡蛎18g，生龙骨18g，山萸肉18g，白芍12g，苏子6g。

3. 诸脏同病致喘

（1）肺实肾虚致喘——苏子降气汤证：本方见于《太平惠民和剂局方》，傅老用于治疗虚阳上冲，气不升降，上盛下虚所致痰涎壅盛、喘嗽短气、胸膈痞闷、咽喉不利，或腰痛脚弱、肢体倦怠，或肢体浮肿等诸证，以期降气疏壅，引火归原，祛痰止咳。药物组成：苏子 10g，陈皮 10g，法半夏 10g，当归 10g，前胡 10g，厚朴 10g，甘草 6g，生姜 10g，大枣 10g，肉桂 3g。

（2）肝肾阴虚致喘——薯蓣纳气丸证：该方也是张锡纯所制，专治阴虚作喘。傅老对该方研究较深，临床多用于肝肾阴虚不纳气，喘逆痰鸣，口燥咽干，舌质红，脉细数等证候。药物组成：山药 30g，熟地黄 15g，山萸肉 15g，生龙骨 15g，柿饼 12g，苏子 6g，白芍 12g，牛蒡子 6g。

（3）肺肾两虚致喘——金匮肾气丸合参蛤散证：傅老常用本方治疗肺病及肾，肺肾俱虚，气失摄纳之候。临床症见喘促日久，动则尤甚，呼多吸少，气不得续，脚肿，汗出肢冷，面青唇紫，舌淡苔白，脉微细或沉弱。药物组成：熟地黄 20g，山萸肉 10g，山药 10g，茯苓 10g，丹皮 10g，泽泻 10g，制附片 12g，肉桂 3g，党参 10g，蛤蚧 6g。

（4）肺脾肾虚致喘——二陈五苓散加味证：该方主要用于肺脾肾气虚，痰湿内生所致的喘证，以收"化气行水化痰之功"。脾虚痰湿内生，咳嗽咯吐较多白痰；肾虚不能制水，水湿内泛，出现水肿之候；肺虚不能布散津液，痰湿郁肺，则喘促气紧。药物组成：法半夏 10g，陈皮 10g，茯苓 10g，炙甘草 6g，桂枝 6g，白术 10g，猪苓 10g，泽泻 10g，五味子 6g，细辛 3g，该方很好地解决了肺脾肾虚，痰湿内盛之喘证，傅老临证常用之。

喘证作为一个临床症状，见于多种疾病，从脏腑看，肝、心、肺、脾、肾俱能致喘，傅老运用脏腑辨证，以方证对应的办法确定了治喘的临床经验体系，基本覆盖了临床所见各证，如能灵活、熟练运用，当会效果明显。

四、肺胀病的临床治疗经验

肺胀为肺部的常见疾患，多因肺反复受邪，导致肺气胀满不能敛降，气郁滞于肺部，形成胸部膨满、胀闷如塞、喘咳上气、痰多、烦躁、心慌等症，久则面色晦暗、唇甲紫绀、脘腹胀满、肢体浮肿，甚至出现喘脱等危重证候。傅老对该病认识较深，临床收效颇佳，通过治疗减少了患者的住院次数，减轻了患者临床症状，提高了患者生活质量，这里对傅老的经验介绍如下。

（一）以"症"代病

肺胀作为一个疾病，由诸多证候群组成，如咳嗽、痰多、喘促、水肿、心悸等，这些证候构成了肺胀的整体，但在具体就诊时则表现为某一个证候为主，傅老从传统中医角度出发，很少将肺胀诊断为"肺胀"，归纳其临床所治病例，通常都根据肺胀患者临床表现的主要症状诊断该病，并以这些独立的证候作为诊断及治疗的主要目标。我们曾总结傅老治疗的 100 例肺胀患者，诊断上主要有以下几种：咳嗽型肺胀占 31%，痰浊型肺胀占 21%，哮病型肺胀占 17%，喘病型肺胀占 20%，水肿型肺胀占 5%，心悸型肺胀占 5%，痰蒙神窍型肺胀占 1%。傅老这种简单的划分方式，在中医临床上具有其指导意义，在选方用药上更直观、直接，注重方证对应，避免了辨证论治的复杂性及不准确性。

（二）多元化的病因认识

1. 外感六淫为发病的主要因素

《素问·评热病论》曰："邪之所凑，其气必虚。"肺胀患者，肺气已亏，不能固表，风、寒、暑、湿、燥、火等六淫通常在寒冷季节或气候骤变时侵袭人体，诱发或加重本病，成为肺胀发病的重要条件。外感六淫的反复侵袭，是肺胀病发生、发展的主要因素。

2.肺、脾、肾、心四脏亏虚为肺胀病发病的基础

肺主气，司呼吸，肺胀日久不愈，反复发作，必累及脾、肾、心等脏。脾主运化，脾虚运化失调，痰湿内生，上阻于肺。肾主水，肾阳虚不能制水，水湿上逆阻肺成痰饮；肾主纳气，为气之根，肾虚则摄纳无权，气上逆作咳作喘。心肺居于胸中，肺虚则宗气不足，不能助心行血，心血瘀阻于胸中，使水道和气机壅滞而发生水肿、喘促。傅老由此认为肺脾肾心诸脏亏虚成为肺胀病发病的根本，在此基础上变证从生。

3.痰瘀阻于肺道、肺络为肺胀的病理表现

外邪反复侵袭人体，兼肺、脾、肾、心诸脏亏虚、功能失调，导致气血津液代谢失常。水津停滞于肺成为痰饮；气血运行不畅，阻于肺络，则成为血瘀。痰饮血瘀交相为患，贯穿本病的始终，是肺胀发生发展过程中形成的病理产物，同时二者又作用于人体，加速了肺胀病的发展进程。

（三）临床辨治要点

1.重视祛痰浊、水饮

肺胀乃本虚标实之候，标实多为痰浊、水饮，二者阻塞气道，致肺气不通于天气，发为咳嗽、咯痰、喘促等症。傅老治疗将祛痰浊、水饮贯穿治疗的始终，使气道畅通。其宗陈修园之法，以二陈汤加味治之，"邪去则正安"，方能痊愈。

2. 重视补益肺肾

《灵枢·口问》曰:"邪之所在,皆为不足。"肺主气,通天气;肾为气之本源,主纳气。二者在肺胀的产生中占有重要地位,其发展的脉络也为先肺虚,后肺肾两虚,故而在治疗中重视顾护二脏的功能,或用姜、辛、味温肺,或用桂附地黄丸温肾纳气,或用参蛤散益气等。

(四)以症代病的临床辨治特色

1. 咳嗽型肺胀

咳嗽型肺胀以"咳"为主,多因感邪入肺化热,痰热相合,肺气壅塞而发为咳嗽。突出的症状为咳嗽,伴有咯吐黄白痰,或黏痰,量多,喘促,可兼有恶寒发热、鼻塞流涕,舌淡苔白,脉滑数。《金匮要略·肺痿肺痈咳嗽上气病脉证并治第七》曰:"咳而上气,此为肺胀,其人喘,目如脱状,脉浮大者,越婢加半夏汤主之。"傅老宗其法,喜用加味越婢加半夏汤(麻黄 10g,石膏 20g,生姜 6g,大枣 10g,甘草 6g,山药 10g,玄参 10g,麦冬 10g,牛蒡子 10g,浙贝母 10g,半夏 10g),全方宣肺平喘,利肺止咳,功效卓著。

2. 痰浊型肺胀

(1)痰浊蕴肺证:肺脾虚弱,痰浊内生,上逆蕴于肺,肺失宣降。临床表现为咳嗽,痰多色白或呈泡沫状,短气喘促,稍劳即著,舌淡红苔白微腻,脉滑等。但主要特点为痰多易咯出。傅老常用苏子二陈汤加味(苏子 10g,法半夏 10g,陈皮 10g,茯苓 10g,甘草 6g,桔梗 10g,五味子 6g,桑白皮 10g,瓜蒌皮 10g,枳壳 10g),以收燥湿化痰,泻肺平喘之功,使脾胃得健,痰无生处，使肺气得宣，津液得行，痰液得消。

（2）水热互结证：肺肾功能失调，肺虚则津液不下行；肾阴虚则内热，虚热上逆于肺部，煎熬津液而为痰，痰热互结阻肺发为咳嗽、喘促气紧，患者表现为喘促气紧，咳嗽痰多，量大，色黄，但不容易咯吐，舌红少津，脉细数。傅老选方独特，予猪苓汤加味（猪苓 10g，泽泻 10g，茯苓 10g，阿胶 10g，滑石 10g，百合 10g，麦冬 10g，川贝母 9g，五味子 10g，丹皮 10g，海蛤粉 10g，生地黄 10g）以育阴利水，清热化痰止咳，达到津液下行，痰浊得消，阴虚得补，虚热得清之功，理法选方用药构思非常精巧，值得我辈学习。

（3）肾虚冲气上逆，痰浊阻肺证：张锡纯在《医学衷中参西录·医方·治痰饮方》中提出了"痰之标在胃，痰之本原在于肾"的理论，并创制著名的理痰汤［芡实 30g，法半夏 12g，黑芝麻 10g（炒，打碎），柏子仁 10g，广陈皮 10g，白芍 10g，茯苓 10g］，用于治疗这种病证。而临床也可见到这类患者，常表现为久咳，咯吐大量白痰，易咯出，动则喘促气紧，舌淡苔白，脉滑数等症状，傅老常宗其法，运用该方补肾制水，健脾胃运化水湿，达到标本兼治的目的。

（4）痰蒙神窍型肺胀：痰浊壅盛，闭塞气道，清气不升，脑窍被浊气所蒙蔽，故见意识蒙眬，谵妄，躁动不安，撮空理线，喃喃自语，答非所问，表情淡漠，时清时昧，嗜睡，甚则昏迷或四肢抽搐，咳逆喘促不得平卧，或喉间痰鸣，尿少或无尿，舌质暗红或紫绛，苔白腻或黄腻，脉细滑数。傅老认为此为急症，当涤痰、开窍，喂服涤痰汤（制半夏 10g，制南星 10g，陈皮

10g，枳实 10g，茯苓 15g，人参 10g，石菖蒲 10g，竹茹 10g，生姜 10g，甘草 6g），使痰浊消散，气道畅通，清气得以上行濡养脑窍。

3. 哮病型肺胀（痰热郁肺证）

患者有肺胀的基础病，感受了外邪，并入肺化热，痰热相合，壅塞气道，发为哮病，临床表现为咳嗽、咯出黄痰、喘促气紧、喉中哮鸣有声，伴发热、口渴、尿少、便秘，舌质红，苔黄腻，脉滑数。傅老予麻杏石甘汤加味（麻黄 10g，杏仁 10g，石膏 20g，甘草 6g，枳壳 10g，瓜蒌皮 10g，知母 10g，天花粉 10g，玉竹 10g，芦根 15g）治疗，达清热化痰、宣肺止咳平喘之功。本证本为肺胀，以肺脾肾虚为本，标为哮病，表现为痰热壅盛证候，急则治标，故用麻杏石甘汤加味。

4. 喘病型肺胀

该类型肺胀多因病程日久，导致肺脾肾俱虚，肺不能主气，脾不能生气，肾不能纳气，气上逆作喘，发为喘病。患者表现为喘，但实为肺胀的一个病理表现。

（1）肺肾气虚证：肺胀日久，肺肾亏虚，患者表现为喘促气紧，咳逆倚息不能平卧，呼多吸少，咳声低怯，呼吸气短，动则更甚，胸满闷，心悸，咳嗽，吐清稀白泡沫痰，舌淡苔白，脉沉无力等。傅老认为肺肾气虚，不能主气，故而出现本型症状，治疗唯有补益肺肾，方用肾气丸加参蛤散（熟地黄 20g，山萸肉 10g，山药 10g，茯苓 10g，丹皮 10g，泽泻 10g，肉桂 3g，附片 10g，党参 10g，蛤蚧粉 6g），肾气丸补肾，参蛤散补肺，肺肾得补，喘证渐消。

（2）肾阳虚不纳气证：本型为肾阳虚损，乃肾气虚进一步发展波及肾阳，阳虚不能制化水液，水液泛滥的病理表现。临床表现为咳嗽，喘促日久，呼多吸少，动则尤甚，形寒肢冷，夜尿频数，重者唇青面紫，面色晦暗，自汗出，双下肢水肿，舌质淡或紫暗，苔白润，脉沉细无力或结代。傅老予以肾气丸加味（熟地黄 20g，山萸肉 10g，山药 10g，茯苓 10g，丹皮 10g，泽泻 10g，肉桂 3g，附片 10g，五味子 6g，磁石 15g，沉香 3g，补骨脂 10g），治疗以温肾纳气为法，全方通过肾气丸达到温阳利水之功，使水液代谢失常得以恢复，而佐以五味子、磁石、沉香通过多途径纳气。

（3）肺肾阴虚证：在肺胀的自然病程中"肺肾阴虚证"临床比较少见，多见于住院患者中，如过用利尿剂，过用抗生素引起菌群失调，这两种情况均能导致肺肾阴虚，临床表现为久咳，少痰，或咯之不出，形体消瘦，口渴不欲饮，五心烦热，舌红少津无苔，脉细数。对该类患者，傅老常以滋补肺肾为法，方用麦味胡桃阿胶地黄汤（麦冬 10g，五味子 5g，阿胶 10g，胡桃 3 个、熟地黄 12g，山萸肉 10g，山药 10g，茯苓 10g，丹皮 10g，泽泻 10g）治疗，如伴有口腔溃疡、舌炎等阴虚火热表现，可佐以知母、黄柏。

傅老临证时时常告诫患者，肺胀病程缠绵，反复发作，逐渐加重，极难根治，平时要注重预防，避免复发。要经常锻炼，增强体质，避免过食生冷之物，损伤脾阳，使痰浊内生。发作以后要及时就诊，祛除外邪，以免加重。平时常服扶正固本方药增强正气，提高抗病能力。

五、对肺癌独特生理病理的认识及临床辨治特色

肺癌目前居全世界癌症死因的第一名，而且每年人数都在上升。而女性患肺癌的发生率尤其有上升的趋势。鉴于肺癌带来的严重危害，傅老近 10 年临证时潜心体会，对肺癌的生理病理提出了独特的观点并在治疗方面进行了积极的探索。

（一）肺癌产生的生理机制

1. 正气亏虚为肺癌产生的内在因素

《内经》曰："正气存内，邪不可干。""邪之所凑，其气必虚。"肺癌的发生也离不开这个规律。从发病年龄看，肺癌多在 40 岁以上发病，发病年龄高峰在 60 ～ 79 岁。此时五脏六腑的功能逐渐衰退，气血精津液也逐渐枯竭，这为肺癌产生的内在因素。

2. 外邪侵袭，诱发肺癌的产生

肺主气，司呼吸，居上位，与天气相通，吸入氧气，以充养全身之气。在这里有两点需要注意：一为吸入外界的气体，这就注定了肺要被自然界的六淫邪气侵袭，日积月累，正气被耗伤到一定程度，不能制约邪气，邪气内生，化为癌病；二为由于空气污染严重，肺易被肺外污秽浊气包括烟毒所犯，其宣发肃降的功能降低，导致肺气郁滞，气血津液聚而为癥瘕积聚，化为癌病。

3. 邪气内伏，由内而发，形成肺癌

正邪是矛盾体，有正气，必然伴随有邪气，邪气与生俱有，潜伏体内不发。正气亏虚，正不胜邪，邪气由内而发，发为肺癌。现代很多医家也支持伏邪发为癌病的理论，张霆认为伏气学说中的伏气内蕴是肺癌发病关键的致病条件之一，是癌瘤产生的特异

病因，是诱发正常细胞在特定的条件下癌变的决定因素之一。刘建秋等总结发现肺癌的发病特点与伏气致病有许多相同点：①遗伏病邪，反复发作；②起病隐秘，发病突然；③病邪内陷，难以治愈。目前中医认为肺癌病为伏气发病逐渐得到广大医家的认可。

（二）独特的肺癌生理特性理论

1.肺癌病不是积聚证，是生命体，体阴用阳

《内经》曰："壮人无积，虚人则有之。"《医宗必读》谓："积之成也，正气不足，而后邪气踞之。"清·沈金鳌《杂病源流犀烛》说："邪积胸中，阻塞气道，气不宣通，为痰为食为血，皆得与正相搏，邪既胜，正不得而制之，遂结成形而有块。"从上面看，从《黄帝内经》到清代的医家均将肺癌病作为一种积聚病，但对于肺癌病的成因仍需进一步探讨。

傅老认为肺癌具有阴阳属性，有很强的生命力，成于阴，长于阳。阴静而凝，故成形；阳动而散，故能化气。根据肺部CT的动态检查，可以观察到肺癌是一个"生命体"，通过脉络吸收人体的气血精津液，随着时间的推移，形体也由小到大，不断地破坏邻近的组织，并向远处流窜。故肺癌不完全是积聚病，而是一个具有强大破坏力的生命体。

2.肺癌具有阳、燥、毒的性质，易走窜，耗伤人体气血

肺癌作为一个生命体，具有阳、燥、毒的特性，在其发生、成长的过程中，不断地耗伤人体气血，并通过阳、燥、毒等特性损伤人体。患者大多形销骨立，乃阳、燥之性耗伤人体气阴、损伤人体精血，最终导致人体气血津液俱亏。瘤体具有风的特性，好走窜，可随气血的运行流窜于全身，并在新的脏器中生长长大。

3.肺癌乃人体气血供养而生长

肺癌病乃由内而发，长于人体，依赖于人体的气血津液而逐渐长大，由此可见人体乃肺癌的母体，母存则瘤存，母亡则瘤亡。

（三）肺癌导致的病理变化

1.邪毒阻碍气机，气血运行不畅，水液停胸

肺主气，主宣发肃降，与肝所主共同形成了人体的气机升降循环，将脾运输的水谷精微布散到全身。邪毒犯肺，气机升降失常，气机郁滞，气不行则津液不行，停滞在胸部形成悬饮，患者出现呼吸困难、胸痛等症状，严重者导致肺气绝而死亡。

2.邪毒积盛，损伤肺络咯血

肺癌病具有阳、燥、毒的特性，可以迫血妄行，灼伤肺络，血溢脉外出现咯血不止等症状，甚者因血溢阻塞气道而死亡。

3.气滞血瘀，不通则痛

癌邪日久，犯及经脉，进而郁阻经脉，经腧不利，气血不通，故见胸部疼痛。

4.耗伤肺气，肺气日亏

癌邪日渐长大，挤占胸部，并耗伤肺气，肺气日渐亏虚，不能满足人体的需要，患者见喘促气紧、呼吸困难、动则尤甚。

5.邪毒耗伤气血精津液，最终阴阳俱亏

肺癌邪毒作为一个邪恶的生命体，从其产生开始就不断与母体争夺气血精津液等精华物质，导致母体气血精津液不足，不能濡养全身器官，五脏六腑日渐亏虚，阴阳缺乏后天的滋养而日渐不足，最终阴阳俱亏。《素问·生气通天论》曰："阳气者，若天与日，失其所，则折寿而不彰，故天运当以日光明。"阳气亏耗

了，生命最终也当终结。

（四）肺癌病的分期论治特色

《内经》曰："出入废则神机化灭；升降息则气立孤危。"从这句话中可以体会出治疗本病的精髓在于两方面：一方面扶助正气，消除癌邪；另一方面在于调畅气机，使癌邪所致的郁毒得到消散而不能危害人体。简而概括为"扶正祛邪"。临证时傅老常根据患者的"正邪盛衰"将肺癌病进行分期论治。正气强，邪气不弱为早期，治疗当祛邪为主；正气尚强，邪气盛为中期，治疗当扶正祛邪并重；正气虚，邪气极盛则为晚期，治疗当以扶正为主。

扶正祛邪为肺癌的常规治疗方法，但在临床必须重视"排毒"，并贯穿于治疗的始终。排毒包含两方面内容：一为排癌邪，使癌邪衰减，癌肿停止长大，甚至逐渐缩小；二为排癌肿产生的病理产物，如胸水、腹水、痰浊、血瘀等，减少病理产物对人体的损害。

1. 早期

患者正气始伤，邪气渐盛，治疗当畅气排毒，佐以益气扶正，避免邪气郁积体内耗伤气血津液。

（1）患者阵发性干咳，或刺激性呛咳，伴少量白泡沫痰，舌淡红苔白，脉三部均有力。傅老认为除扶正外当重视排毒，而非攻毒，治疗上多用风药，如蝉蜕、僵蚕、蛇蜕等类，常予瓜蒌豆蜂汤（瓜蒌皮 10g，黄芪 30g，山豆根 10g，露蜂房 10g，沙参 15g，白前 10g，小蓟 10g，蛇蜕 15g，蝉蜕 10g，法半夏 10g）或者瓜芪升降散（黄芪 30g，沙参 20g，全瓜蒌 15g，蝉蜕 10g，僵蚕 10g，生大黄 6g，姜黄 10g，露蜂房 10g，葶苈子 10g），以益气养阴排毒，邪去则安康。

（2）病情进一步发展，病人咯吐黏稠痰液，舌质红，苔白腻或渐黄腻，脉多弦滑。傅老认为邪毒阻肺，肺宣降失常，痰浊内生，郁而化热，治疗在益气排毒的基础上清热化痰，予以瓜蒌前桔汤加减（黄芪 30g，沙参 15g，瓜蒌皮 10g，橘络 10g，天冬 10g，前胡 10g，小蓟 10g，白前 10g，蝉蜕 10g，僵蚕 10g，蛇蜕 10g，桔梗 10g，马兜铃 10g，鱼腥草 10g）。

2. 中期

傅老认为此期正气渐伤，邪气日渐强盛，则需攻补兼施，但邪毒盛时当以祛邪排毒为主。

（1）正伤由气虚渐及阴虚，形成气阴两虚之候，治疗当益气养阴，方用黄芪生脉散加味（黄芪 30g，党参 15g，五味子 5g，麦冬 10g，鳖甲 15g，百合 10g，生地黄 12g，百部 10g，沙参 10g，全瓜蒌 15g，川贝母 10g，山豆根 10g，蛇蜕 10g，蜂房 15g）。

（2）邪毒郁积于肺，毒壅痰阻，咳嗽，咳脓样痰，胸痛剧烈，予以黄芪二陈艾蜂汤（黄芪 30g，法半夏 15g，陈皮 9g，茯苓 9g，甘草 3g，生姜 9g，山豆根 9g，蜂房 9g，蛇蜕 9g，全蝎 9g，艾叶 18g）益气排毒、化痰畅气。

（3）邪毒进一步壅盛，肺气渐郁闭，咳嗽剧烈，损伤肺络，咯血或咯血痰，或痰中有血丝，予以蒜艾汤（大蒜 20 瓣，木瓜 9g，百部 9g，陈皮 9g，艾叶 18g，生姜 9g，甘草 9g，三七粉 9g）或者豆慈丹（海藻 12g，昆布 12g，山慈菇 12g，浙贝母 12g，百合 12g，沙参 12g，橘络 12g，山豆根 9g，蜂房 9g，蛇蜕 9g，全蝎 9g，瓦楞子 15g，三七粉 9g）。

（4）邪毒壅盛，正邪交争，热势较盛，患者咳嗽剧烈，发热，咳吐黄痰，治疗当清热解毒直折毒热，予以蓝蜂汤（板蓝根 30g，蜂房 9g，山豆根 9g，龙葵 15g，金银花 30g，紫花地丁 30g，十大功劳叶 15g）。

3. 晚期

正气亏虚已极，阴阳均现衰败之象，但癌邪极盛，进一步耗损人体气血津液。一方面气血亏虚，阴阳失调，津液运行失常；另一方面癌邪盛极，破坏肺脏，并流窜全身为患。傅老认为此时当"重扶正，轻解毒，重畅气机"，解毒而不伤正，避免使用大毒之药。

（1）癌邪极盛，流窜胸膜：癌邪流窜胸膜，出现尖锐剧烈疼痛，甚至疼得闭气时，服用豆蚣活络效灵丸（制川乌 10g，制草乌 10g，地龙 30g，乳香 30g，没药 30g，胆南星 60g，山豆根 60g，蜂房 30g，蛇蜕 30g，生艾叶 120g，蜈蚣 10g，干姜 60g，全虫 30g，甘草 30g）上药研细末，水泛为丸，为绿豆大，每次服 3.6g，一日 3 次，黄芪煎汤送服，或开水送下。

癌邪犯及胸膜，气机不利，水湿内停，形成悬饮之候，或四肢肿胀发绀时，予以二莲葶苓汤（半枝莲 30g，半边莲 30g，葶苈子 9g，茯苓 15g，蜂房 9g，全瓜蒌 30g，车前草 30g，夏枯草 30g）以收解毒利水之功。

患者正气衰竭，汤药不进，予中药外敷以利水消肿，药有甘遂 3g，大戟 3g，芫花 3g，葶苈子 10g，白芥子 10g，以上诸药粉碎为散剂，用醋调好，备用，取纱布一层平铺于胸水侧胸壁，取适量已配制好的中药平摊于纱布之上，将 TDP 灯调制对准敷药部位进行照射，每次照射 20 分钟，1 次 / 天。一般应用 1 周为 1 个疗程。

（2）正亏已极，喘气欲脱：临床出现咳嗽，呼吸急促，气急欲绝时，予以张锡纯的来复汤（山茱萸 60g，龙骨 30g，牡蛎 30g，红参 15g，白芍 10g，炙甘草 6g）或参芪艾橘汤（黄芪 60g，高丽参 9g，艾叶 15g，陈皮 9g，甘草 9g，生姜 9g）；形体消瘦，喘促气紧，动则尤甚，全身或者双下肢水肿，舌红少苔有津液，脉沉细数，此为阴阳俱虚，傅老予以麻杏生脉真武汤加味（麻黄 6g，杏仁 10g，制附片 10g，白术 10g，白芍 10g，茯苓 10g，生姜 6g，红参 10g，五味子 6g）。

例如治疗张某，男，65 岁，工人。平素喜好烟酒，2 个月前出现剧烈咳嗽，做肺 CR 片示左肺门占位病变，之后到某军医医院做纤支镜确诊为"左肺中心型肺癌"，初在我院及某军医附属医院给予抗感染、桔梗片、磷酸可待因等强力止咳治药，疗效差，患者在 1 个月内体重下降了 20 斤，自我感觉恐惧。之后求治广州中医药大学某教授，根据"阳化气、阴成形"理论给予阳和汤治疗月余，仍无效，患者剧烈咳嗽，痰少，夜间不能休息，进食差，体重进行性下降。经人介绍求治傅老，傅老认为本病乃长期吸烟熏灼肺部，形成毒瘀正虚之候，治疗当需补虚扶正祛毒，二者不可偏废，遂给予"瓜芪豆蜂汤加减"（瓜蒌皮 15g，薤白 30g，黄芪 60g，蜂房 30g，山豆根 15g，法半夏 15g，陈皮 10g，茯苓 15g，甘草 6g，醋艾叶 18g，蛇蜕 15g），5 剂后患者咳嗽立减，吃饭香，睡觉也好，约 1 个月体重增加 5 斤，偶有咳嗽，无痰，无咯血、发热，每天还到茶馆打牌聊天，与常人无异。方中黄芪扶助正气，使攻邪而不伤正；薤白补肺阳，阳足则阴邪散；法半夏、陈皮、茯苓、甘草四味统治痰证，使痰无内生，不与毒结合，使毒邪孤立，以便除去；瓜蒌皮通理肺气，使肺宣降功能得到平复，肺气得旺；蜂房、山豆根、醋艾叶、蛇蜕四药解毒散结，使毒瘀散去，全方体现了扶正祛邪的理念。

六、肺痿的临床诊治特色

张伯臾主编的《中医内科学》中的肺痿一篇中指出："肺痿，指肺叶痿弱不用，为肺脏的慢性虚损性疾患。"临床以咳吐浊唾涎沫为主症。《金匮要略心典·肺痿肺痈咳嗽上气病》说："痿者萎也，如草木之萎而不荣。"用形象比喻的方法以释义之。

（一）临床表现特点

傅老认为肺痿是肺系疾病的终末表现，肺虚损发展为痿弱不用，但其并不是孤立的疾病，而为全身衰弱在肺的表现，临床表现有几个特点：①肺系疾病病程长。②临床以咳吐浊唾涎沫为主症，注意为"痰量不多、颜色白如雪"。③临床当见喘促气紧的虚弱表现，活动后加重。④有他脏虚衰的表现，如有脾虚的表现：纳差、进食少、形体消瘦；如有肾虚的表现：五心烦热、颧红、滑精、多梦等。

（二）病机特点

傅老经过临床反复实践，认为肺痿的病机有：①肺燥津伤。由于各种原因导致燥热之邪内伏于肺，不能祛除于外，反复消灼肺津，变生涎沫，肺燥阴竭，肺失濡养，日渐枯萎。《金匮要略·

肺痿肺痈咳嗽上气病》说："热在上焦者，因咳为肺痿。肺痿之病何从得之？师曰：或从汗出，或从呕吐，或从消渴，小便利数，或从便难，又被快药下利，重亡津液，故得之。"②肺虚血瘀。肺主气，司呼吸，助心行血。外邪（六淫、粉尘等）犯肺，反复耗伤肺气，肺气虚损发为肺痿。肺气虚不能行血，气停则血停，久而成瘀。肺失所养，日渐枯萎，加重病情。③脾胃亏虚。《素问·经脉别论》曰："饮入于胃，游溢精气，上输于脾，脾气散精，上归于肺。"脾土为肺金之母，脾虚气弱，无以生化、布散津液，或胃阴耗伤，胃津不能上输养肺，发为肺痿，故而清·喻嘉言《医门法律·肺痿肺痈门》说："总由胃中津液不输于肺，肺失所养，转枯转燥……"④肾阴不足。肾者主蛰，受五脏六腑的精气藏之，为水火之脏，元阴元阳藏之。肾阴亏耗，子病及母，元阴不能濡养于肺，发为肺痿。

（三）论治要点

1. 重视清热润燥

傅老认为，肺痿其标为津伤，但其本为燥热伏肺。燥热不除，津伤难消。

2. 重视健脾补肾

脾胃为后天之本，肺金之母，培土有助于生金。阴虚者宜补胃津以润燥，使胃津能上输以养肺。气虚者宜补脾气以温养肺体，使脾能转输精气以上承。肾为气之根，司摄纳，补肾可以助肺纳气。

3. 重视肺虚血瘀

胸中为气之所宗，血之所聚。外邪犯肺，损伤肺气，阻塞经络，导致气虚血瘀，肺伤、肺失所养而废用成为肺痿。肺虚血瘀是肺痿发病过程中的必然病机表现，补肺活血法能有效延缓肺痿的进展。

（四）肺痿的临床辨治

1.肺燥津伤证

肺燥津伤证，临床常见咳吐浊唾涎沫，其质较黏稠，或咳痰带血，咳声不扬，甚则音嘎，气急喘促，口渴咽燥，舌红而干，脉虚数。傅老喜用清燥救肺汤加味（桑叶 10g，石膏 20g，甘草 6g，党参 10g，胡麻仁 10g，阿胶 10g，麦冬 20g，杏仁 10g，枇杷叶 10g，北沙参 30g）。方中桑叶、石膏等清泄肺经燥热；阿胶、麦冬、胡麻仁等滋肺养阴；杏仁、枇杷叶化痰止咳，下气降逆；党参、甘草、北沙参等益气生津，甘缓补中。傅老重用了北沙参是因为其性味甘苦淡、凉，有养阴清肺，祛痰止咳之功。治肺热燥咳，虚痨久咳，阴伤咽干、口渴。如《本草从新》上说："专补肺阴，清肺火，治久咳肺痿。"是治疗肺燥津伤肺痿之良药。

2.肺虚血瘀证

该证临床上多见活动后喘促气紧，可有或无咳嗽，但形体偏瘦、毛泽不润，舌体偏瘦薄，舌底静脉紫暗，脉细数。傅老常用补肺汤和血府逐瘀汤加减（阿胶 15g，马兜铃 10g，牛蒡子 10g，炙甘草 10g，杏仁 10g，枳壳 10g，桔梗 10g，桃仁 10g，红花 10g，当归 10g，白芍 10g，熟地黄 10g，柴胡 10g）。方中阿胶、甘草、当归、白芍、熟地黄等补肺；马兜铃、牛蒡子、杏仁、桔梗等宣降肺气，清肺热平喘；柴胡、枳壳等行肺气；桃仁、红花化瘀行血。诸药合用，共行补肺平喘、活血行气之功。

3. 脾胃亏虚证

肺痿进一步发展，子病及母，导致脾胃亏虚，病久，母病也会及子，土不生金，加快肺痿的进展。脾胃亏虚证是肺痿发展阶段的一个重要证型，临床表现为：头眩，神疲乏力，食少，进食后腹胀，胸脘痞闷，咯吐少许白痰，舌嫩红苔少，脉细数。傅老常用六君子汤加味（太子参15g，白术10g，茯苓10g，炙甘草6g，陈皮10g，法半夏10g，知母10g，川贝母9g，天冬10g，麦冬10g，阿胶10g，紫菀10g）。方中六君子汤益气健脾、燥湿化痰，脾健，气血有生化之源；知母、川贝母、天冬、麦冬、阿胶、紫菀等补肺清肺润肺止咳，诸药合用达到培土生金的目的。

4. 肾阴不足证

肺痿进一步发展，金不生水，导致肾阴亏虚，临床除了有咳吐浊唾涎沫、气急喘促等症状外，多伴有头晕耳鸣，失眠多梦，五心烦热，潮热盗汗，咽干颧红，舌红少津无苔，脉细数等症状。临床当急则治标——滋阴补肾，兼润燥。傅老常用麦味胡桃阿胶地黄汤（麦冬10g，五味子6g，胡桃3个，阿胶10g，熟地黄12g，山萸肉10g，山药10g，茯苓10g，丹皮10g，泽泻10g）。

肺燥津伤、肺虚血瘀、脾胃亏虚、肾阴不足为傅老治疗肺痿的四种常见证型，但笔者在临床中观察到，肺痿在发展的任何一个阶段都有很多证型兼杂，临床当"诸证合参"，诸"证"合治，更能取得较好效果。如燥热、肺虚及血瘀等病因病机贯穿了肺痿发展的整个病程，无论临床辨证为何种证型，都当兼顾治疗。

七、肺痨病的临床诊治特色

肺痨为感染了"痨虫"所导致的肺脏虚损性疾患。主要以咳嗽、咳血、潮热、盗汗及身体逐渐消瘦等为特征。病轻者诸症间作，重者可以先后相继发生，或兼见并存。

历代医家论述颇多。如《素问·玉机真脏论》说："大骨枯槁，大肉陷下，胸中气满，喘息不便，内痛引肩项，身热……肩髓内消。"生动地描述了肺痨的主症。如《仁斋直指方》提出了"治瘵疾，杀痨虫"的论点。元·葛可久《十药神书》收载十方，为治疗肺痨我国现存的第一部专著。《丹溪心法·痨瘵》倡"痨瘵主乎阴虚"之说，突出病理重点，确立了滋阴降火的治疗大法。《医学正传·劳极》确立杀虫与补虚的两大治疗原则。

傅老认为本病有两大特点，一是感染了痨虫，二是阴虚贯穿病程始终。其病理演变一般来说，初起肺体受损，肺阴受耗，肺失滋润，表现肺阴亏损，继则肺肾同病，或因肺脾同病，导致气阴两伤，后期肺脾肾三脏俱虚，阴损及阳，出现阴阳两虚的严重局面。痨虫数量多，毒性大，正气未虚，正邪交争，患者就会出现潮热盗汗的表现。

傅老对本病的治疗，主要遵从张锡纯所著的《医学衷中参西录》的"治阴虚劳热方"，现将其经验介绍如下：

（一）阴虚劳热证——资生汤加减

处方：山药30g，茯苓15g，白术15g，鸡内金15g，生地黄30g，牛蒡子15g，鳖甲15g。

主治：治劳瘵羸弱已甚，饮食减少，喘促咳嗽，身热，脉虚数者。

傅老在资生汤的基础上去掉了玄参，加用了茯苓、生地黄、鳖甲，用来治疗肺痨日久，出现阴虚劳热表现的证候。

《易经》有"至哉坤元，万物资生"之说，言土德能生万物也。方中白术以健脾之阳，脾土健壮，自能助胃；山药以滋脾胃之阴，胃汁充足，自能纳食；鸡内金为鸡之脾胃，对瓷、石、铜、铁，皆能消化，善化有形郁积，上三味药为君药，为不可替换之品。茯苓性味甘淡平，入心、肺、脾经，具有渗湿利水、健脾和胃之功，助白术健脾；生地甘寒质润，既善凉血泄热，又善养阴生津，既可以去上焦之浮热，又能补肾，故以治痨瘵之阴虚尤宜也；牛蒡子体滑气香，能润肺又能利肺，与山药并用，大能止嗽定喘；鳖甲滋阴潜阳，退热除蒸，增强了滋阴退热之功。诸药合用，培土生金，既能滋阴又能退热。

（二）虚劳甲错证——十全育真汤

方药：人参10g，黄芪20g，山药10g，知母10g，玄参10g，生龙骨20g，生牡蛎20g，丹参20g，三棱10g，莪术10g。

主治：痨瘵，虚劳，肌肤甲错，形体羸瘦，饮食不壮，或自汗，或咳逆，或喘促，脉弦数细微。

张锡纯认为痨瘵者多兼瘀血，其证原有两种：有因痨瘵而瘀血者，其人或调养失宜，或纵欲过度，气血亏损，流通于周身必然迟缓，血即因之而瘀，其瘀多在经络；有因瘀血而成痨瘵者，其人或有跌伤、碰伤，或力小任重，或素有吐衄证，服药失宜，以致先有瘀血，日久浸成痨瘵，其瘀血多在脏腑。此二者服十全育真汤可愈。

方中用黄芪以补气，用人参以培元气之根本。用知母以滋阴，用山药、玄参以壮真阴之渊源。用三棱、莪术以消瘀血，用丹参以化瘀血之渣滓。龙骨、牡蛎，取其收涩之性，能助黄芪固元气；取其凉润之性，能助知母以滋真阴；取其开通之性，又能助三棱、莪术以消融瘀滞也。全方能补助人身之真阴阳、真气血、真精神，故曰十全育真也。

（三）肺痨咳喘证——参麦汤

方药：人参 5g，麦冬 20g，山药 20g，清半夏 10g，牛蒡子 10g，苏子 10g，白芍 10g，甘草 6g。

主治：肺痨咳喘证。

方中人参为补肺之主药；麦冬佐之，润肺退热；佐用半夏，止咳嗽；山药滋阴健脾，能助人参补气；牛蒡子、苏子降肺气之逆，则喘与嗽不治自愈；芍药、甘草合用，酸甘化阴，味近人参，成为补肺之品。

（四）肺痨咯血——补络补管汤

方药：生龙骨 20g，生牡蛎 20g，山萸肉 20g，三七粉 6g。

主治：肺痨咯血，久不愈者。

肺痨日久，阴虚内热，损伤肺络，血溢脉外，其人必咳血。方中龙骨、牡蛎、山萸肉，性皆收涩，又兼具开通之力，故能补肺络，以成止血之功，而又不至有遽止之患，而留瘀血为恙也。佐以三七，取其化腐生新之功，使损伤之处易愈。且其性善理血，为治咯血之妙品。

傅老临证时时常告诫，中医补虚扶正，改善患者临床症状明显，但患者痨虫一直伏于体内难以消除，非中医长处，需中西医结合，服用西药抗结核药杀痨虫，这样才能取得明显效果。

八、肺痈临床诊治特色

肺痈是指由于热毒瘀结于肺，以致肺叶生疮，肉败血腐，形成脓疡，以咳嗽、胸痛、发热、咯吐腥臭浊痰，甚则脓血相兼为主要特征的一种病证。

本病起病急，进展快，临床症状重。傅老认为本病病位在肺，乃痰、热、毒互结，属里、实、热证，病情凶险。

（一）临床诊治特点

肺痈全程体现了正气与邪气交争的情况，正气强，痰热毒就会被祛除，肺不能成痈，或成痈小，脓去肺复；正气弱，则病程迁延不愈，或热盛肉腐化脓盛，毒散，病人死亡。傅老反复强调：勿犯虚虚实实之戒，治疗原则当遵从《素问·阴阳应象大论》中的"审其阴阳，以别柔刚。阳病治阴，阴病治阳，定其血气，各守其乡，血实宜决之，气虚宜掣引之"。①脓未成，当清热解毒，凉血消痈，减少痈脓的形成，避免误伤阳气；②脓溃，当托里透脓，以透脓排脓为主，脓去毒消，缩短病程；③反复咯吐脓痰，病情迁延不愈，当益气养阴补肺，恢复正气，促使病情向愈。

（二）临床辨治特色

1. 成痈证——清金解毒汤

肺痈热盛化痈时，会出现身热转甚，时时振寒，继则壮热不寒，汗出烦躁，咳嗽气急，胸满作痛，转侧不利，咳吐浊痰，呈现黄绿色，自觉喉间有腥味，口干咽燥，舌苔黄腻，脉滑数。这一阶段宜清金解毒，减少痈脓的形成，傅老喜用张锡纯的清金解毒汤（生乳香10g，生没药10g，粉甘草10g，金银花10g，玄参10g，沙参10g，牛蒡子10g，浙贝母10g，知母10g，三七6g）。方中乳香、没药为君，《本草纲目》云："乳香香窜，入心经，活血定痛，故为痈疽疮疡、心腹痛要药；没药散血消肿，定痛生肌。"二者合用解毒消痈散结，生肌止疼。甘草、金银花清热解毒。知母性味苦、甘、寒，归肺、胃、肾经，具清热泻火、滋阴润燥之功；贝母性味苦、寒，归肺、心经，具化痰止咳、清热散结之功，二者合用能清热化痰散结。牛蒡子润肺解热，散结除风，利咽膈，理痰嗽，消斑疹，利二便，行十二经，散诸肿疮疡之毒。热毒伤肺阴，佐用玄参、沙参等养阴生津。三七味甘微苦，性平，无毒，具有和营止血、通脉行瘀之功，能促进肺痈的消散。诸药合用，具消痈散结、清热解毒、活血散瘀之功，解痰、瘀、热毒之壅滞，以散消肺痈。

　　2.脓溃证——清凉华盖饮。

　　肺痈进一步发展，肺烂脓溃，病人突然咯吐大量血痰，或痰如米粥，腥臭异常，有时咯血，胸中烦满而痛，甚则气喘不能平卧，仍身热面赤，烦渴喜饮，舌质红，苔黄腻，脉滑数或实数。治疗当清火解毒，化腐生肌。傅老常用张锡纯的清凉华盖饮治疗（甘草30g，生没药15g，生乳香15g，丹参15g，知母10g，三七6g，人参5g，麦冬20g）。方中甘草味甘，得土气最厚，能生金益肺，为君药。知母苦甘寒，能滋阴退热。丹参性凉清热，色赤活血，其质轻松，其味微辛，能上达于肺，以宣通脏腑之毒血郁热而消融之。乳香、没药同为疮家之要药，具有消肿止痛之功。三七化瘀解毒，且化瘀而不伤新血，其解毒之力能佐生肌以速于

生肌。痰热毒耗伤气阴，加用人参、麦冬补气养阴，正复才能
祛邪。

3.脓溃肺虚证——清金益气汤

脓溃肺虚证多见于肺痈恢复期，肺气不足，不能祛邪外出，
患者身热渐退，咳嗽减轻，咯吐脓血渐少，臭味亦减，痰液转为
清稀，兼见气短乏力，自汗，盗汗，低热，午后潮热，心烦，口
干咽燥，面色不华，形瘦神疲，舌质红或淡红，苔薄，脉细或细
数无力等。肺痈恢复期，肺气阴两伤，治疗当扶正。傅老常用张
锡纯的清金益气汤治疗（生黄芪 20g，生地黄 10g，知母 10g，甘
草 6g，玄参 10g，沙参 15g，川贝母 6g，牛蒡子 10g）。方中黄
芪、甘草大补肺气，生地黄、玄参、沙参滋阴生津，共同达到补
气养阴之功。知母、贝母合用清热泻火，滋阴润燥，化痰止咳，
清热散结。牛蒡子润肺解热、理痰嗽，散诸肿疮疡之毒。诸药合
用，共同起到滋阴补肺之功，促进疾病痊愈。

肺痈的治疗总以清热散结、解毒排脓为主。在未成脓前应予
清肺消痈之品力求消散，已成脓者当解毒排脓，脓毒清除后，给
予补虚养肺。

第二节　傅灿鎏治疗肺系疾病的常用方剂

傅灿鎏临证治疗肺系疾病的部分常用方剂，现总结如下：

一、三拗汤加陈皮、法半夏

【来源】《临证备要》。

【处方】麻黄 10g，杏仁 10g，甘草 6g，陈皮 10g，法半夏 10g。

【功能主治】疏风散寒止咳化痰。主治外感风寒咳嗽，临床症见：咳嗽，痰多稀薄，喉痒，鼻塞，重者见寒热，头痛，舌淡红苔白，脉浮紧。

【方解】三拗汤由张仲景《伤寒论》的麻黄杏仁甘草石膏汤去石膏而成，后被《太平惠民和剂局方》卷二收录。傅老在三拗汤的基础上加用陈皮、法半夏，增强了燥湿理气化痰之功，使咳嗽更易痊愈。

方中用麻黄发汗散寒，宣肺平喘，其不去根节，为发中有收，使不过于汗；用杏仁宣降肺气，止咳化痰，以不去皮尖，为散中有涩，使不过于宣；陈皮、法半夏等燥湿化痰，理气和中；甘草不炙，乃取其清热解毒，协同麻、杏利气祛痰。诸药合用，既能宣肺解表，又能化痰止咳。

二、加味三拗汤

【来源】《临证备要》。

【处方】麻黄 5g，杏仁 10g，甘草 6g，牛蒡子 10g，浙贝母 10g，蝉蜕 6g，胖大海 6g，陈皮 6g，清半夏 10g。

【功能主治】疏风清热，利咽止咳。主治外感风热咳嗽，临床症见：咳嗽痰黏不爽，或干咳无痰咽痒鼻塞，重者见寒热头痛，舌淡红苔薄黄，脉浮数。

【方解】本方在三拗汤加陈皮、法半夏的基础上加用了牛蒡子、蝉蜕、浙贝母、胖大海，增强了疏风利咽止咳之功效，特适合咳嗽伴有咽痒的患者。本方加用了疏风清热之牛蒡子、蝉蜕及清热化痰之浙贝母、胖大海，治疗的病证则由风寒咳嗽转为风热咳嗽，值得临床初学者学习。

三、桑杏汤加减

【来源】《温病条辨》。

【处方】桑叶 10g，杏仁 10g，旋覆花 10g，天花粉 10g，桔梗 10g，知母 10g，麦冬 10g，生地黄 10g，甘草 6g。

【功能主治】清宣凉润止咳。用于外感燥邪，伤津咳嗽患者。

【方解】傅老用本方虽有桑杏汤框架，但改变较多。只取桑叶、杏仁，桑叶清宣燥热，透邪外出；杏仁宣利肺气，润燥止咳，共为君药。加用旋覆花降气化痰，天花粉、知母、麦冬、生地黄养阴清肺，增强了治疗作用。

四、银翘散加杏仁、浙贝母

【来源】《温病条辨》。

【处方】金银花 10g，连翘 10g，淡竹叶 10g，荆芥 10g，淡豆豉 10g，薄荷 10g，甘草 6g，桔梗 10g，芦根 10g，杏仁 10g，浙贝母 10g，牛蒡子 10g。

【功能主治】辛凉透表，疏风散热，利咽止咳。治风热或温病初起，发热无汗，或有汗不畅，微恶寒，头痛口渴，咳嗽咽痛，舌尖红，苔薄白或薄黄，脉浮数者。

【方解】银翘散来源于《温病条辨》卷一。吴鞠通："本方谨遵《内经》'风淫于内，治以辛凉，佐以苦甘；热淫于内，治以咸寒，佐以甘苦'之训；又宗喻嘉言芳香逐秽之说，用东垣清心凉膈散，辛凉苦甘，病初起，且去入里之黄芩，勿犯中焦；加银花辛凉，芥穗芳香，散热解毒，牛蒡子辛平润肺，解热散结，除风利咽，皆手太阴药也……此方之妙，预护其虚，纯然清肃上焦，不犯中下，无开门揖盗之弊，有清以去实之能，用之得法，自然奏效。"方中金银花、连翘辛凉轻宣，透泄散邪，清热解毒为君；薄荷、牛蒡子辛凉散风清热，荆芥穗、淡豆豉辛散透表，解肌散风为臣；桔梗、甘草以清热解毒而利咽喉为佐；竹叶、芦根清热除烦，生津止渴为使。诸药相合，共成辛凉解肌，宣散风热，除烦利咽之功。

傅老在银翘散的基础上加用杏仁、浙贝母，增强了止咳之效，临床上本方主要用于风热犯肺所致的咳嗽。

五、加味甘草桔梗汤

【来源】傅灿鋆自拟方。

【处方】甘草 6g，桔梗 10g，荆芥 10g，防风 10g，牛蒡子 10g，浙贝母 10g，金银花 10g，连翘 10g，黄芩 10g，天花粉 10g，元参 10g，桑白皮 10g，赤芍 10g，枳壳 10g。

【功能主治】疏风清热，止咳利咽。用于外感风热咳嗽。发热咳嗽，痰少或黄，咽干或咽痛，舌尖红，苔薄白或薄黄，脉浮数。

【方解】方中甘草、桔梗、牛蒡子、浙贝母、金银花、连翘、桑白皮等，清热化痰，止咳利咽；荆芥、防风疏风散邪；天花粉、元参、赤芍滋阴清热；枳壳理气，加强止咳之功。诸药合用，共奏疏风清热、止咳利咽之功。

六、辛凉解表方

【来源】《时病论》。

【处方】薄荷 10g，蝉蜕 10g，前胡 10g，淡豆豉 10g，瓜蒌皮 10g，牛蒡子 10g。

【功能主治】辛凉解表。治风温初起，风热新感，冬温袭肺咳嗽。

【方解】方中薄荷、蝉蜕轻透其表；前胡、淡豆豉宣解其风。叶香岩云："温邪上受，首先犯肺。"故佐瓜蒌皮、牛蒡子开其肺气，气分舒畅，则新邪伏气，均透达矣。

七、豁痰丸

【来源】《血证论》。

【处方】桔梗 10g，前胡 10g，麦冬 10g，浙贝母 10g，甘草 6g，当归 10g，薄荷 10g，射干 10g，枳壳 10g，瓜蒌皮 10g，天花粉 10g，石斛 10g，杏仁 10g，知母 10g。

【功能主治】清热豁痰，润燥生津。主治痰热壅肺，肺燥津伤之证。临床症见：咳嗽，喉中痰鸣，痰浊稠厚胶黏，量多，频频咯吐，吐后又生，舌红少津，苔黄厚腻，脉滑数。

【方解】本方中桔梗、甘草、射干、前胡、薄荷祛痰利咽，清热散结；当归、杏仁、枳壳、瓜蒌皮等止咳定喘，宽胸畅膈；知母、天花粉、麦冬、石斛滋肺润燥，养阴生津。诸药合用，清热豁痰而不伤津，润燥生津而不滞痰。方中特别使用了当归，盖因当归能润燥滑肠，有助于肺气的肃降。《神农本草经》也记载，当归"主咳逆上气"，即止咳平喘之功。

八、黄芩二陈汤

【来源】《古今医统大全》。

【处方】黄芩 10g，陈皮 10g，法半夏 10g，茯苓 10g，甘草 6g，射干 10g，薄荷 10g，连翘 10g，天花粉 10g，枳壳 10g，瓜蒌皮 10g，杏仁 10g。

【功能主治】清热化痰，理气止咳。治热痰，患者咳嗽痰多，色黄，伴发热、咽痒，舌红苔黄，脉浮滑数。

【方解】方中陈皮、法半夏、茯苓、甘草等燥湿化痰。君药黄芩清热，治疗功效转为清热化痰；臣用连翘、天花粉清热散结，加强清热化痰之功，射干、薄荷疏风清热利咽，有助于痰液的排除；枳壳、杏仁理气化痰兼止咳，畅通气道。诸药合用，能清热化痰止咳，对痰热之证效果明显。

九、清肺饮

【来源】《幼幼集成》。

【处方】知母 10g，浙贝母 10g，麦冬 10g，桑白皮 10g，柴胡 10g，桔梗 10g，茯苓 10g，前胡 10g，枳壳 10g，薄荷 10g，荆芥 10g，阿胶 10g，甘草 6g。

【功能主治】清肺补肺，降逆止咳。治气逆而咳，面白有痰。适合外感后久咳不愈，兼肺阴受损的患者

【方解】《幼幼集成·咳嗽证治》曰："咳而气逆，喘嗽，面白有痰。此肺本经病，宜清肺饮。"方中桑白皮、前胡、柴胡、知母、浙贝母、枳壳、桔梗等清热泻肺平喘止咳；薄荷、荆芥疏散外邪；茯苓淡渗利水健脾，减少痰液的生成；久咳伤肺，故用麦冬、阿胶补肺，肺健有助于祛邪排痰。诸药合用，共奏清肺补肺、降逆止咳之功，对外感后久咳不愈的咳嗽疗效颇佳。

十、麦门冬新方

【来源】傅灿鎏自拟方。

【处方】麦冬 10g，黄芩 10g，桔梗 10g，桑白皮 10g，柴胡 10g，杏仁 10g，紫菀 10g，浙贝母 10g，茯苓 10g，枳壳 10g，薄荷 10g，瓜蒌皮 10g，天花粉 10g，甘草 6g。

【功能主治】养阴清肺，止咳化痰。多见于慢性咳嗽患者兼体质阳盛者，或者感受风热入肺化热，或者温邪直中肺所致病证。患者多见咳嗽，咯吐黄痰，发热，喜饮水，舌红苔黄，脉滑数。

【方解】方中以麦冬、天花粉养阴，滋养耗伤的肺阴，阴液得补，正气得复；黄芩、桑白皮、浙贝母、紫菀清热化痰以祛热邪；桔梗、杏仁开宣肺气，使肺宣发肃降正常；柴胡、薄荷、瓜蒌皮、枳壳调畅气机，气机畅则津液代谢正常，痰无所生，痰无所藏；茯苓、甘草健中焦。全方有扶正祛邪，调畅脏腑气机的作用，达到了邪去正安的效果。

十一、六安煎加减

【来源】《医学三字经》。

【处方】半夏 10g，陈皮 10g，茯苓 10g，甘草 6g，杏仁 10g，前胡 10g，干姜 3g，细辛 6g，五味子 6g。

【功能主治】温肺化痰止咳。用治于肺寒兼外感之咳嗽，痰多不易咯出，胸闷气滞，舌淡苔白，寸脉弱。

【方解】傅老把《医学三字经》六安煎方中去了白芥子，加用了前胡，增强了止咳化痰之功。全方中，二陈汤燥湿化痰；杏仁、前胡止咳化痰；干姜、细辛、五味子温肺化痰。诸药合用，共起温肺化痰止咳之作用，对肺寒外感咳嗽效果明显。

十二、破痰射干丸（又名射干丸）

【来源】《圣济总录》卷六十五。

【处方】射干 10g，半夏 10g，陈皮 10g，百部 10g，款冬花

10g，细辛 6g，干姜 6g，五味子 6g，浙贝母 10g，茯苓 10g，郁李仁 10g，皂荚 3g。

【功能主治】宣肺散寒、化痰平喘。治久患咳嗽，咳而喉中多痰，结于喉间，喉中呀呷有声，发即偃卧不得。

【方解】该方予干姜、细辛温肺达舒张气管之作用；臣以射干、皂荚、郁李仁破痰散结畅通气道；佐以半夏、陈皮、茯苓燥湿化痰，杜绝痰之来源，百部、冬花、浙贝母止咳化痰，五味子防止肺气耗散。全方合用共达宣肺散寒、化痰平喘之功。

十三、清热降逆汤加射干

【来源】傅灿鋆自拟方。

【处方】生地黄 10g，白芍 10g，知母 10g，生石膏 20g，天花粉 10g，黄芩 10g，枳壳 10g，旋覆花 10g，杏仁 10g，代赭石 18g，射干 10g，甘草 6g，硼砂 3g。

【功能主治】清热化痰，降逆平喘。临床症见：呼吸困难，喉中哮鸣有声，咳嗽，咯吐较多黄痰，质稠，舌红苔黄少津，脉滑数。多见于体质较强的患者。

【方解】概因热邪熏灼肺部，耗伤津液，痰液浓缩，胶固于气道，气道不利，发为本病，由此常用清热降逆汤治疗。该方特色是用石膏、知母、天花粉、黄芩以清热生津，痰得津则化，易被祛除，病情向愈；生地黄、白芍等补阴生津，以滋正气；枳壳、旋覆花、杏仁、代赭石、硼砂、射干等升降相合，畅通气道，以达到从上至下排痰之功。

十四、苏子降气汤加桑白皮

【来源】《太平惠民和剂局方》。

【处方】苏子 10g，桑白皮 10g，当归 10g，厚朴 10g，肉桂 3g，生姜 6g，大枣 10g，甘草 6g。

【功能主治】治男、女虚阳上攻，气不升降，上盛下虚，膈壅痰多，咽喉不利，咳嗽，虚烦引饮，头目昏眩，腰疼脚弱，肢体倦怠，腹肚广刺，冷热气泻，大便风秘，涩滞不通，肢体浮肿，有妨饮食。

【方解】苏子降气汤是治疗上实下虚之喘咳的常用方剂。苏子、半夏降气化痰，止咳平喘，为方中主药；厚朴、前胡、陈皮下气祛痰，协助主药治疗上实，肉桂温肾纳气治疗下虚，均为辅药；当归养血润燥，制约大队燥药伤阴，为佐药；甘草调和诸药为使。傅老在该方的基础上加用桑白皮与苏子组成药对加强了泻肺平喘之功，体现了治疗的最终目的是治肺。

十五、加味麻杏甘石汤

【来源】《伤寒论》。

【处方】麻黄 10g，杏仁 10g，石膏 20g，甘草 6g，枳壳 10g，瓜蒌皮 10g，知母 10g，天花粉 10g，玉竹 10g，芦根 15g。

【功能主治】辛凉宣泄，清肺平喘。用于外感风热，或风寒郁而化热，热壅于肺，而见咳嗽、气急，鼻扇，口渴，高热不退，舌红苔白或黄，脉滑数者。

【方解】《医宗金鉴·删补名医方论》中柯琴曰："石膏为清火

之重剂，青龙、白虎皆赖以建功，然用之不当，适足以招祸。故青龙以无汗烦躁，得姜桂以宣卫外之阳也；白虎以有汗烦渴，须粳米以存胃中津液也。此但热无寒，故不用姜桂，喘不在胃而在肺，故于麻黄汤去桂枝之监制，取麻黄之开，杏仁之降，甘草之和，倍石膏之大寒，除内外之实热，斯溱溱汗出，而内外之烦热与喘悉除矣。"

十六、小青龙汤

【来源】《伤寒论》。

【处方】干姜 6g，细辛 6g，五味子 6g，法半夏 10g，麻黄 10g，桂枝 12g，白芍 10g，甘草 6g。

【功能主治】解表蠲饮，止咳平喘。治风寒客表，水饮内停，恶寒发热，无汗，咳喘，痰多而稀，舌苔白滑，脉浮；溢饮，身体重痛，肌肤悉肿。现用于慢性支气管炎、支气管哮喘、肺气肿等属外感风寒，内有停饮者。

【方解】方中麻黄、桂枝解表发汗，宣肺平喘；干姜、细辛温肺化饮，半夏燥湿化痰；芍药配桂枝调和营卫；五味子敛肺止咳，并防诸药温散太过而耗散肺气；炙甘草缓和药性，益气和中。诸药合用而成解表化饮、止咳平喘之剂。

十七、小青龙汤去麻黄加杏仁石膏汤证

【来源】《伤寒论》。

【处方】桂枝 10g，白芍 10g，干姜 6g，细辛 6g，法半夏 10g，五味子 6g，甘草 6g，石膏 20g，杏仁 10g。

【功能主治】温肺化痰，止咳平喘兼清里热。主治肺胀，心下有水气，咳而上气，烦躁而喘，脉浮者。

【方解】这是小青龙汤加石膏汤的变方。患者汗多，继续用麻黄会汗出不止伤津，故停用。方中杏仁止咳平喘；桂枝、干姜、细辛温肺化饮，半夏燥湿化痰；芍药配桂枝调和营卫；五味子敛肺止咳，并防诸药温散太过而耗散肺气；炙甘草缓和药性，益气和中；痰饮郁而化热，故加用石膏清热生津。诸药合用，温肺化饮，止咳平喘兼清里热。

十八、越婢加半夏汤加味

【来源】《金匮要略》。

【处方】麻黄 10g，石膏 20g，甘草 6g，生姜 6g，大枣 10g，法半夏 10g，桑白皮 10g，紫苏子 10g，紫菀 10g，款冬花 10g。

【功能主治】宣肺泄热，止咳平喘。主治肺胀，咳嗽上气，胸满气喘，目如脱状，脉浮大者。

【方解】本方所治之肺胀，系饮热内蕴，复感风邪所致。风邪外束，肺气不宣，饮热内蕴，肺失通调，故上气喘咳，身形如肿，其目如脱。治当宣肺平喘，清热化痰。方中麻黄宣肺平喘，发散风邪；臣以石膏清泄内热；佐以半夏降逆散结，燥湿痰化；更以生姜之辛散，外配麻黄发越水气，内助半夏降逆化饮；大枣补脾制水，与生姜合用，调和营卫；使以甘草调和诸药，且缓麻黄之散、石膏之寒，使攻邪而不伤正。

单用该方力量偏弱，傅老常佐以苏子、紫菀、款冬花等药加强止咳平喘之功，临床见于支气管肺炎重症、哮喘急性发作期痰多患者。

十九、四磨汤

【来源】《重订严氏济生方》卷二。

【处方】人参 10g，槟榔 10g，沉香 3g，乌药 10g。

【功能主治】治七情气逆而为咳，并治一切实喘（《医学从众录·喘咳》）。

【方解】《历代名医良方注释》曰："此方乃醒气、散气、降气、纳气，而又维护正气之方也。气喘分两大纲，一在上为实，乃肺气不通调；一在下为虚，乃肾气不归根。本方证治，兼而有之，盖七情感伤，郁滞菀结，气喘而急，上而不下，留滞膈间空膜之地，形成气膈。方制槟榔以开之，乌药以异之，沉香以降之纳之。又用人参之大有力者，主持其间，俾气有统摄，不致散漫耗蚀，上下循环，营周不休，以归复于生理正常。尤妙在四药皆磨，既取其气味之全，又取其缓缓斡旋，不过攻过补，致令转变气损气滞反应之嫌。一本磨上三药，倍人参煎汤，入盐调下，对于虚甚不能运药，义求人参补力之早达，未为不可。然煎则补住气痰，恐诸气药反难以奏功。观喻嘉言《寓意草》，治痰喘夹虚，用人参切则效，人参用煎则不效，其意殊耐深思。要之须恰符病窍病机，斯可耳。"

二十、苏子二陈汤加味

【来源】傅灿鎏自拟方。

【处方】苏子 10g，法半夏 10g，陈皮 10g，茯苓 10g，甘草

6g，桔梗 10g，五味子 6g，桑白皮 10g，瓜蒌皮 10g，枳壳 10g，黄芩 10g。

【功能主治】理气化痰，止咳平喘。主治咳嗽、痰多，胸闷气喘，动甚喉中可闻及哮鸣，舌淡红苔白微黄，脉滑微数。

【方解】方中用二陈汤燥湿化痰；桑白皮、黄芩清肺热；苏子、桔梗、枳壳、瓜蒌皮调畅肺气，气机畅则痰湿消，咳喘平；五味子收敛肺气。诸药合用，共起清热燥湿化痰、理气止咳平喘之功，对慢性痰湿兼化热之咳喘病疗效佳。

二十一、二陈五苓散加味

【来源】傅灿鋆自拟方（二陈汤来自《太平惠民和剂局方》，五苓散来自《伤寒论》）。

【处方】法半夏 10g，陈皮 10g，茯苓 10g，炙甘草 6g，桂枝 6g，白术 10g，猪苓 10g，泽泻 10g，五味子 6g，细辛 3g。

【功能主治】燥湿化痰，理气和中。主治湿痰证。症见咳嗽痰多，色白易咯，恶心呕吐，胸膈痞闷，肢体困重，或头眩心悸，舌苔白滑或腻，脉滑。

【方解】二陈汤是治疗湿痰的要方。湿痰之成，多因饮食生冷，脾胃不和，运化失健，以致湿聚成痰。方中半夏燥湿化痰，和胃止呕；陈皮理气化痰，使气顺则痰降，气行则痰化；痰由湿生，故以茯苓健脾渗湿；甘草和中益脾；煎加生姜，既制半夏之毒，又协同半夏、橘红和胃祛痰止呕。

五苓散治太阳病之"蓄水证"，为外有表证，内停水湿，膀胱气化不利之证而设，方中重用泽泻为君，以其甘淡，直达肾与膀胱，利水渗湿；臣以茯苓、猪苓之淡渗，助君药行水渗湿之力；佐以白术补气健脾以运化水湿，合茯苓既可彰健脾制水之效，又可达输津四布之功；并入桂枝温阳化气以助利水。五药合用则可利水渗湿，温阳化气，对难治性痰湿咳嗽有良好的效果。

方中加用细辛、五味子，一散一收，恢复肺宣降之功。

该方中细辛、五味子复肺之宣降之功，治疗水之上源；二陈汤治脾，治疗生痰之源；五苓散治肾，温阳化气，利水渗湿，治疗水之下源。肺脾肾俱治，水道得通，痰饮俱消。该方很好地解决了肺脾肾虚痰湿内盛之喘证，傅老临证常用之。

二十二、理痰汤

【来源】《医学衷中参西录》。

【处方】芡实30g，法半夏12g，黑芝麻10g（炒，打碎），柏子仁10g，广陈皮10g，白芍10g，茯苓10g。

【功能主治】痰涎郁塞胸膈，满闷短气；或溃于肺中，喘促咳逆；或停于心下，惊悸不寐；或滞于胃口，胀满哕呃；或溢于经络，肢体麻木或偏枯；或留着于关节筋骨，俯仰不利，牵引作痛；或随逆气肝火上升，眩晕不能坐立。

【方解】方以半夏为君，以降冲胃之逆；重用芡实，以收敛冲气，更以收敛肾气，而厚其闭藏之力；用黑芝麻、柏子仁润半夏之燥，兼能助芡实补肾；用芍药、茯苓，一滋阴以利小便，一淡渗以利小便也；用陈皮，非借其化痰之力，实借其行气之力，佐半夏以降逆气，并以行芡实、黑芝麻、柏子仁之滞腻。

二十三、涤痰汤

【来源】《奇效良方》。

【处方】制半夏 10g，制南星 10g，陈皮 10g，枳实 10g，茯苓 15g，人参 10g，石菖蒲 10g，竹茹 10g，生姜 10g，甘草 6g。

【功能主治】涤痰、开窍、息风。主治中风痰迷心窍，舌强不能言。傅老多用于肺胀见痰蒙神窍证。临床症见：神志恍惚，谵妄，躁烦不安，撮空理线，表情淡漠，嗜睡，昏迷，或肢体抽动，咳逆喘促，咯痰不爽，苔白腻，舌质暗红，脉细滑数。

【方解】明·方贤著《奇效良方》曰："陈皮、南星、半夏利热燥而祛痰；竹茹清燥开郁，枳实破痰利膈，菖蒲开窍通心；人参、茯苓、甘草补心益脾而泻火。诸药合用使痰消火降，则经通而舌柔矣。"

二十四、六君子汤加鲜竹沥、生姜、大枣

【来源】《世医得效方》卷五。

【处方】太子参 15g，茯苓 10g，白术 10g，炙甘草 6g，陈皮 10g，法半夏 10g。

【功能主治】健脾补气，和中化痰。治脾胃虚弱，面黄体瘦，或久患疟痢，不思乳食，或呕吐泄泻，饮食不化，或时患饮食停滞，或母有前症，致儿为患。

【方解】柯琴曰："经曰：壮者气行则愈，怯者着而为病，盖人在气交之中，因气而生，而生气总以胃气为本，若脾胃一有不和，则气便着滞，或痞闷哕呕，或生痰留饮，因而不思饮食，肌

肉消瘦，诸证蜂起而形消气息矣，四君子气分之总方也，人参致冲和之气，白术培中宫，茯苓清治节，甘草调五脏，胃气既治，病安从来，然拨乱反正又不能无为而治，必举大行气之品以辅之。则补者不至泥而不行，故加陈皮以利肺金之逆气，半夏以疏脾土之湿气，而痰饮可除也，加木香以行三焦之滞气，缩砂以通脾肾之元气，而膜郁可开也，君得四辅则功力倍宣，四辅奉君则元气大振，相得而益彰矣。"

五行之中脾肺为母子关系，在病理中"脾为生痰之源，肺为储痰之器"，在五脏中"脾为气血生化之源，后天之本"，故虚弱性、慢性咳痰喘病人，健脾最为建功。

傅老加用鲜竹沥清热化痰止咳，乃因痰郁在肺，久必化热，故用之，此乃傅老用药特色也。

二十五、加味六君子汤

【来源】《时方歌括》。

【处方】党参 15g，白术 10g，茯苓 10g，炙甘草 10g，陈皮 10g，法半夏 10g，知母 10g，川贝母 9g，天冬 10g，麦冬 10g，紫菀 10g，阿胶 10g。

【功能主治】健脾补肺，化痰止咳。用治于慢性咳嗽患者，临床症见：咳嗽，喘促气紧，痰多，易咯出，上腹胀，纳差，舌暗苔白，脉滑数。

【方解】全方用四君子汤补益脾肺，脾肺健则痰无所生；二陈汤燥湿化痰；久咳伤阴，故用二冬滋阴润肺化痰；痰浊不去，郁而化热，用知母、贝母清热化痰止咳。诸药共用则脾肺得补，痰湿得化，咳痰喘得消。

二十六、参赭镇气汤

【来源】《医学衷中参西录》。

【处方】人参 12g，代赭石 18g，芡实 15g，山药 15g，生牡蛎 18g，生龙骨 18g，山萸肉 18g，白芍 12g，苏子 6g。

【功能主治】阴阳两虚，喘逆迫促，有将脱之势；亦治肾虚不摄，冲气上干，致胃气不降而作满闷。

【方解】方中生代赭石压力最胜，能镇胃气、冲气上逆，开胸膈，坠痰涎，止呕吐；人参大补元气，借赭石下行之力，挽回将脱之元气，以镇安奠定之，二者共为君药；生龙骨、生牡蛎辅助赭石，重镇潜纳元气，防止元气散脱；芡实、山萸肉、白芍等大补元阴，使潜纳之元气居有定所；苏子畅通气道，避免气滞。诸药合用，共奏大补元阴元阳、重镇固脱平喘之功。

二十七、变制心气饮

【来源】《临床应用汉方处方解说》。

【处方】苏子 10g，法半夏 10g，茯苓 10g，木通 5g，桂枝 6g，槟榔 10g，鳖甲 10g，木香 10g，桑白皮 10g，甘草 3g，吴茱萸 3g。

【功能主治】温阳利水，泻肺平喘。用于治疗心阳虚衰，水饮凌肺之喘咳证，临床见心慌、心累，活动后喘促、气紧，双下肢水肿，脉沉细，舌淡苔白或暗，而咳嗽、咯痰不明显者。《临床应用汉方处方解说》曰："治水郁诸状，心下悸或硬，胸胁痞满，膨胀，四肢沉重，或解亦，或微肿，或麻痹，或拘挛，腰脚引痛，肩背强急，或吞酸，或哕嗳，或小便难，心下满，或目下微肿，或额部目下其色黑，心志茫然不乐，头痛，目眩，不得熟眠等证。"

【方解】方中茯苓、半夏、木通等善能逐心下之水；桑白皮、苏子、鳖甲、木香等去胸中之痰而镇咳；桂枝、吴茱萸温里散寒，治疗胸腹疼痛。诸药合用，能泻肺利水、通利小便，达到心阳得复之功能。

二十八、加味猪苓汤

【来源】傅老根据《伤寒论》猪苓汤加味而成。

【处方】猪苓 10g，泽泻 10g，茯苓 10g，阿胶 10g，滑石 10g，百合 10g，麦冬 10g，川贝母 9g，五味子 10g，丹皮 10g，海蛤粉 10g，生地黄 10g。

【功能主治】育阴利水，润肺止咳。主治肺肾阴虚，痰多之证。临床多见于患者久咳伤及肺肾之阴，但痰仍多，或者肺部疾患过度治疗，导致肺肾阴虚，但仍咳嗽痰多，不易咯吐，舌红少津无苔，脉滑数。

【方解】清·吕震名《伤寒寻源》曰："少阴病，下利六七日，咳而呕渴，心烦不得眠者，何以亦主猪苓汤？盖咳渴呕烦不得眠，得之下利之后，是阴津下迫，阳邪上逆。主猪苓汤育阴利水，正以少阴肾与太阳膀胱，一脏一腑，相为表里，急引少阴之邪，从府而解，则下利得止，而热去津回矣。"

方中百合、麦冬、阿胶、五味子、生地黄、丹皮等补肺阴、清虚火；川贝母润肺止咳；猪苓、茯苓、泽泻、滑石等利水消痰。诸药合用，共奏补肺阴、利痰浊之功。

二十九、金匮肾气丸加沉香、磁石、补骨脂、五味子

【来源】《金匮要略》。

【处方】熟地黄20g，山萸肉10g，山药10g，茯苓10g，丹皮10g，泽泻10g，肉桂3g，附片10g，沉香3g，磁石30g，补骨脂10g，五味子6g。

【功能主治】温补肾气，纳气平喘。患者喘促日久，动则喘甚，呼多吸少，气不得续，形瘦疲惫，跗肿，汗出肢冷，面青唇紫，舌淡苔白，脉微细或沉弱。

【方解】肾气丸为肾阳不足之证而设。腰为肾之府，肾阳虚衰，经脉失于温养，则腰脊膝胫酸痛乏力，身半以下常有冷感；肾主水，肾阳虚弱，不能化气行水，水湿内停，则小便不利，少腹拘急，甚则发为水肿、痰饮；若阳虚膀胱失约，则小便反多，夜尿尤频；肾阳不足，水液失于蒸化，津不上承，则口渴不已；舌质淡而胖，尺脉沉细或沉弱而迟，皆为肾阳虚弱之象。诸症皆由肾阳不足，温煦无能，气化失司，水液代谢失常而致，治宜补肾助阳，"益火之源，以消阴翳"，辅以化气利水。方中附子大辛大热，温阳补火；肉桂辛甘而温，温通阳气，二药相合，补肾阳，助气化，共为君药。肾为水火之脏，内舍真阴真阳，阳气无阴则不化，"善补阳者，必于阴中求阳，则阳得阴助，而生化无穷"，故重用干地黄滋阴补肾生精，配伍山茱萸、山药补肝养脾益精，阴生则阳长，同为臣药。方中补阳药少而滋阴药多，可见其立方

之旨，并非峻补元阳，乃在于微微生火，鼓舞肾气，即取"少火生气"之义。泽泻、茯苓利水渗湿，配肉桂又善温化痰饮；丹皮活血散瘀，伍肉桂则可调血分之滞，此三味寓泻于补，俾邪去而补药得力，并制诸滋阴药碍湿之虞，俱为佐药。诸药合用，助阳之弱以化水，滋阴之虚以生气，使肾阳振奋，气化复常，则诸症自除。

傅老在肾气丸的基础上加用沉香、磁石、补骨脂、五味子等四药，增加了纳气平喘之功，使无根之气成为有根之气。

三十、麦味胡桃阿胶地黄汤

【来源】《时方妙用》。

【处方】麦冬10g，五味子6g，阿胶10g，胡桃10g，熟地黄10g，山萸肉10g，山药10g，茯苓10g，丹皮10g，泽泻10g。

【功能主治】滋肾养肺。用于肺肾阴亏，潮热盗汗，咽干，眩晕耳鸣，腰膝酸软。

【方解】陈修园在《时方妙用·咳嗽》篇曰："咳嗽虽为肺病，其标在肺，其本在肾，肾具水火，水虚者滋之，宜猪苓汤。服四五剂后，即服六味地黄丸，加蛤蚧、麦冬、五味。"傅老在这段话的基础上加用阿胶、胡桃，组成了临床常用的麦味胡桃阿胶地黄汤。该方以六味地黄丸为基础，滋补肾阴，使亏虚的肾阴得以恢复；配麦冬清养肺阴，解热除烦，滋养强壮；配五味子滋肾，敛收肺气；配阿胶滋阴补血润肺；配胡桃补肾温肺，润肠通便。诸药合用，肺肾同治，补肾纳气而平喘。此方治疗老年性肺气肿、支气管哮喘，都能获良效。

三十一、薯蓣纳气丸

【来源】《医学衷中参西录·治喘息方》。

【处方】山药 30g，熟地黄 15g，山萸肉 15g，生龙骨 15g，柿饼 12g，苏子 6g，白芍 12g，牛蒡子 6g。

【功能主治】滋肾补肝，养阴定喘。治肾阴虚不纳气，喘逆痰鸣，口燥咽干，舌质红，脉细数。

【方解】方中山药补肾兼能补肺，且有收敛之功，治阴虚气喘之功最宏；配以地黄、萸肉滋肾补肝，纳气定喘；龙骨潜阳镇逆；芍药、甘草甘酸化阴，合之柿饼之凉润多液，均为养阴之妙品；苏子、牛蒡子又能清痰降逆，使逆气转而下行，即能引药力迅速下达。配合成方，共奏滋肾补肝、养阴定喘之功。

三十二、肾气丸合参蛤散

【来源】《伤寒论》《普济方》。

【处方】熟地黄 10g，山萸肉 10g，山药 10g，茯苓 10g，丹皮 10g，泽泻 10g，制附片 12g，肉桂 3g，党参 10g，蛤蚧 6g。

【功能主治】肺肾气虚证。傅老常用本方治疗肺病及肾，肺肾俱虚，气失摄纳之候，临床症见：喘促日久，动则尤甚，呼多吸少，气不得续，脚肿，汗出肢冷，面青唇紫，舌淡苔白，脉微细或沉弱。

【方解】参蛤散合肾气丸可达到肺肾同治之功。参蛤散补肺肾，定喘嗽；肾气丸补肾壮阳，化气行水，水道得通，水肿、痰饮得消。二方合用肺肾均治，对慢性虚弱性肺部疾病所致的喘促气紧疗效不错。

三十三、麻杏生脉真武汤

【来源】傅灿鋆自拟方。

【处方】麻黄 6g，杏仁 10g，制附片 10g，白术 10g，白芍 10g，茯苓 10g，生姜 6g，红参 10g，麦冬 10g，五味子 6g。

【功能主治】宣肺止咳，温阳利水，益气养阴。用于肺病的严重阶段，肺、肾、心俱亏。肾阳虚，出现水饮停聚，症见咳嗽喘促，呼多吸少，双下肢水肿；肺虚不能制水、制气，则咳嗽痰多；心阴不足，则心慌心跳，动则尤甚，舌红少津，脉细数。

【方解】该方为"三拗汤""真武汤""生脉饮"三方的合方。三方各有专用，又相互配合及制约。三拗汤止咳，又能促进真武汤温阳利水之功；真武汤温阳利水，又能制约生脉饮之阴柔；生脉饮益气养阴，制约真武之温燥，并避免麻黄之辛散太过。

三十四、瓜芪豆蜂汤

【来源】《癌瘤中医防治研究》。

【处方】瓜蒌（皮、仁）10g，黄芪 30g，山豆根 10g，露蜂房 10g，沙参 15g，白前 10g，小蓟 10g，蛇蜕 15g，蝉蜕 10g，清半夏 10g。

【功能主治】镇咳祛痰，软坚化瘀。用治于肺癌患者出现干咳或者刺激性呛咳，伴有少量白色泡沫痰，症状与伤风感冒相似，舌淡红苔白，脉三部均有力。

【方解】方中以白前、清半夏、沙参等宣肺祛痰，健胃理脾；

瓜蒌、黄芪、小蓟润肺止血，补气扶正；蜂房、蛇蜕、全蝎、山豆根等攻坚破积，清热解毒。诸药相合，有软坚化瘀、镇咳祛痰、止血止疼、扶正祛邪之效。

三十五、参芪艾橘汤

【来源】《癌瘤中医防治研究》。

【处方】黄芪 30g，生晒参 9g，生艾叶 18g，陈皮 9g，生甘草 3g，生姜 9g。

【功能主治】补气和中，镇咳祛痰。肺癌发展，正虚邪盛，正不胜邪，患者出现咳嗽，呼吸急促，气急欲绝时，舌淡苔白，脉大无力。

【方解】方中以黄芪、生晒参、生甘草补气和中；生艾叶、陈皮、生姜镇咳祛痰，健胃止呕。诸药合用，有补气和中，镇咳祛痰、扶正祛邪之效。

三十六、瓜芪前桔汤加减

【来源】《癌瘤中医防治研究》。

【处方】黄芪 30g，沙参 15g，瓜蒌皮 10g，橘络 10g，天冬 10g，前胡 10g，小蓟 10g，白前 10g，蝉蜕 10g，僵蚕 10g，蛇蜕 10g，桔梗 10g，马兜铃 10g，鱼腥草 10g。

【功能主治】益气排毒，清热化痰。主治肺癌进一步发展，患者剧烈咳嗽，伴有咯吐黏稠痰液，舌质红，苔白腻或渐黄腻，脉多弦滑。

【方解】方中用前胡、白前、北沙参、天冬、小蓟、桔梗等宣肺祛痰，滋阴止血；橘络、瓜蒌皮、鱼腥草、马兜铃等软坚活络，清肺定喘；黄芪补气扶正祛邪；蝉蜕、僵蚕、蛇蜕等软坚破积化瘀。诸药合用，有滋阴软坚、镇咳祛痰、清热解毒、补虚扶正、活络止疼之功。

三十七、黄芪生脉散加味

【来源】《癌瘤中医防治研究》。

【处方】黄芪 30g，党参 15g，五味子 5g，麦冬 10g，鳖甲 15g，百合 10g，生地黄 12g，百部 10g，沙参 10g，全瓜蒌 15g，川贝母 10g，山豆根 10g，蛇蜕 10g，蜂房 15g。

【功能主治】益气养阴，镇咳化痰，软坚化瘀。肺癌进一步发展，耗伤气阴，患者出现神疲乏力，口干，汗出，伴有痰少而黏，不易咯出，舌红少苔少津，脉细数。

【方解】方中黄芪、党参、五味子、麦冬益气养阴扶正；百合、生地黄、沙参、川贝母润肺止咳；百部、瓜蒌等镇咳定喘；山豆根、蛇蜕、蜂房、鳖甲等攻坚破积化瘀散结。诸药合用，具有益气养阴、润肺止咳、软坚化瘀之效。

三十八、艾蜂汤

【来源】《癌瘤中医防治研究》。

【处方】黄芪 30g，法半夏 15g，陈皮 9g，茯苓 9g，甘草 3g，生姜 9g，山豆根 9g，蜂房 9g，蛇皮 9g，全虫 9g，艾叶 18g。

【功能主治】镇咳祛痰，软坚化瘀。邪毒郁积于肺，毒壅痰阻，咳嗽，咳脓样痰，剧烈胸痛，兼伴气短，舌淡红苔白，脉弦滑。

【方解】本方以蜂房、蛇蜕、全蝎、山豆根化瘀解毒，软坚破积；艾叶、陈皮、黄芪、生姜温肺镇咳，健胃祛痰，止呕补气；茯苓、生甘草、法半夏降逆渗湿，和中理脾。诸药合用，有健胃止呕、镇咳祛痰、软坚化瘀、补气活血之效。

三十九、蒜艾汤

【来源】《癌瘤中医防治研究》。

【处方】大蒜 20 瓣，木瓜 9g，百部 9g，陈皮 9g，艾叶 18g，生姜 9g，甘草 9g，三七粉 9g。

【功能主治】镇咳祛痰止血，温肺和脾。肺癌发展，癌毒积盛，患者咳嗽剧烈，伴咯血或咯血痰，或痰里有血丝，舌红苔黄，脉弦滑。

【方解】方中用大蒜、生艾叶镇咳祛痰，温肺利尿；陈皮、木瓜和脾舒肝；百部、生甘草、生姜温中下气，镇咳止呕；三七粉活血止血。诸药合用，有健胃止呕、镇咳祛痰、温肺和脾之功。

四十、豆慈汤

【来源】《癌瘤中医防治研究》。

【处方】海藻 12g，昆布 12g，山慈菇 12g，浙贝母 12g，百合 12g，沙参 12g，橘络 12g，山豆根 9g，蜂房 9g，蛇蜕 9g，全蝎 9g，瓦楞子 15g，三七粉 9g。

【功能主治】化痰软坚消积止血。肺癌发展，癌毒积盛，患者咳嗽剧烈，伴咯血或咯血痰，或痰里有血丝，舌红苔黄，脉弦滑。

【方解】方中海藻、昆布化痰消坚；山慈菇、山豆根、蜂房、蛇蜕、全蝎解毒化瘀，消肿止疼；百合、川贝母、瓦楞子润肺补肺，化痞祛痰；北沙参、橘络活络养阴。诸药合用，有消肿止疼、化痞活络、补肺消积、止咳化痰、止血活血、润肺止疼之功。

四十一、蓝蜂汤

【来源】《癌瘤中医防治研究》。

【处方】板蓝根30g，蜂房9g，山豆根9g，龙葵15g，金银花30g，紫花地丁30g，十大功劳叶15g，鲜竹沥15g。

【功能主治】清热解毒，化痰抗癌。癌毒壅盛，患者出现咳嗽，咯吐黄痰，伴发热，不恶寒，舌红苔黄，脉滑数。

【方解】方中龙葵、板蓝根、金银花清热解毒；蜂房、山豆根、紫花地丁、十大功劳叶抗癌消积、退热解毒；鲜竹沥清热化痰。诸药合用，具有清热解毒、化痰抗癌之效。

四十二、豆蚣活络效灵丸

【来源】《癌瘤中医防治研究》《太平惠民和剂局方》。

【处方】制川乌10g，制草乌10g，地龙30g，乳香30g，没药30g，胆南星60g，山豆根60g，蜂房30g，蛇蜕30g，生艾叶120g，蜈蚣10g，干姜60g，全蝎30g，甘草30g。

上药共研为细粉，水泛为丸，如绿豆大小。每次服用3至6g，一日三次。开水送下。

【功能主治】活血祛瘀，消肿止痛，软坚破积。用于肺癌转移胸膜或者侵犯胸膜，出现尖锐剧烈的疼痛，甚至痛得憋气时。

【方解】该方由《太平惠民和剂局方》的小活络丹及《癌瘤中医防治研究》的豆蛂丸组成。前方中制川乌、制草乌辛热峻烈，善祛风散寒，除湿通痹；天南星辛温燥烈，祛风散寒，燥湿化痰；乳香、没药行气活血止痛；地龙善行走窜，功专通经活络。方中用蜂房、全蝎、蛇蜕、山豆根等软坚破积，消肿止痛；生艾叶、橘皮、干姜健胃止呕、镇咳祛痰；蜈蚣、生甘草和中化瘀、镇痉止痛。两方合用，共达软坚破积、抗癌止咳、活血通络止痛之功。

四十三、二莲葶苓汤

【来源】《癌瘤中医防治研究》。

【处方】半枝莲30g，半边莲30g，葶苈子9g，茯苓15g，蜂房9g，全瓜蒌30g，车前草30g，夏枯草30g。

【功能主治】清热利湿，解毒抗癌。肺癌病进一步发展，转移胸膜，导致水湿停聚胸腔，出现胸水之证。

【方解】方中以半边莲、半枝莲、全瓜蒌等利水消胀，润肺止咳；茯苓、车前草渗湿止血；葶苈子、夏枯草泻肺定喘，排水解毒。诸药合用，有利尿消肿、泻肺定喘、渗湿排水、清热解毒之功。

四十四、来复汤

【来源】《医学衷中参西录》。

【处方】山茱萸60g，龙骨30g，牡蛎30g，红参15g，白芍10g，炙甘草6g。

【功能主治】寒温外感诸证，大病瘥后不能自复，寒热往来，虚汗淋漓；或但热不寒，汗出而热解，须臾又热又汗，目睛上窜，势危欲脱；或喘逆，或怔忡，或气虚不足以息，诸证见一端，即宜急服。

【方解】凡人元气之脱，皆脱在肝。故人极虚者，其肝风必先动，肝风动，即元气欲脱之兆也。又肝与胆脏腑相依，胆为少阳，有病主寒热往来；肝为厥阴，虚极亦寒热往来，为有寒热故多汗。萸肉既能敛汗，又能补肝，是以肝虚极而元气将脱者服之最效。生龙骨、生牡蛎二药重镇收敛，助萸肉以固脱。白芍味酸亦入肝，相助以敛肝补肝之用。伍以红参大补元气以收气阴双补之功。炙甘草补中以调诸药。

第三节 傅灿鎏肺系疾病常用中药解析

一、温热药类

（一）麻黄

来源：为麻黄科植物草麻黄、中麻黄或木贼麻黄的干燥草质茎。四月或立秋采割绿色的草质茎，晒干。

性味：味辛、微苦，温。

归经：归肺、膀胱经。

功效：《神农本草经》："主中风，伤寒头疼，温疟，发表出汗，去邪热气，止咳逆上气，除寒热，破癥坚积聚。"《中华人民共和国药典》（简称《药典》）："发汗解表、利水、平喘。"

临床：用于风寒感冒，咳嗽气喘，风水水肿等症。麻黄为治太阳伤寒证之发汗主药，且能宣肺平喘，透达全身脏腑经络。太阳为人体周身之外廓，即在外之皮毛也，肺主之。能宣肺气，开腠理，散风寒，以发汗解表。风寒伤人，入太阳膀胱经，并兼入手太阴肺经，表现为恶寒发热、头身疼痛、无汗、发热、咳嗽微喘、脉浮紧等症，如治疗风寒表实证之麻黄汤，治疗风寒未解、水饮内停之小青龙汤等。能开宣肺气，散风寒而平喘。用于风寒外束，肺气壅遏所致的喘咳证。与杏仁、甘草配伍，即三拗汤，可增强平喘功效；若兼内有寒饮，可配伍细辛、干姜、半夏等，以温化寒饮而平喘止咳，如小青龙汤；若属热邪壅肺而致喘咳者，可与石膏、杏仁、甘草等配伍以清肺平喘，即麻杏石甘汤。该品发汗利水，有助于消散水肿，用于水肿而兼表证，为宣肺利尿之要药，常与生姜、白术等同用，如越婢加术汤。取麻黄温散寒邪的作用，配合其他相应药物可以治风湿痹痛及阴疽、痰核等证，与熟地黄、肉桂、白芥子等配伍，如阳和汤。张锡纯曰："麻黄兼入手太阴肺经而善逐寒搜风，《伤寒论》治太阳伤寒无汗，而用麻黄汤者，治足经而兼顾手经也。伤寒太阳经病，兼入太阳之腑（膀胱），致小便不利，麻黄治在经之邪，而在腑之邪亦兼治之。在经之邪由汗而解，而在腑之邪亦可由小便而解。"《伤寒论》用麻黄（中空）去节（则通，故能利小便）先煎去上沫，后纳他药，大概因其所浮之沫升发之性过烈，去之使其性归平和。除去节外，余者傅老亦遵之。煎服，3g 至 10g，生用发汗力较强，宜用于外有风寒之表实证；蜜炙麻黄长于平喘，宜用于喘咳证，尤其是肺热喘咳者；麻黄绒作用较为缓和，宜用于小儿、老人及体弱者。

优质品：以节间长，髓部红棕色（俗称"玫瑰心"）的草麻黄为优。

（二）附子

来源：附子是毛茛科植物乌头的子根。根据加工方法不同而分成"盐附子""黑顺片""白附片""炮附子"等。

性味：辛、温。

归经：归心、肾、脾经。

功效：《神农本草经》："主风寒咳逆邪气，温中，金疮，破癥坚积聚，血瘕，寒湿，拘挛，膝痛不能行步。"《药典》："回阳救逆，补火助阳，散寒止痛。"

临床：为"回阳救逆第一品药"，补助元阳之主药，力善开通脏腑经络阳气，尤善温补命门相火。用于阴盛格阳，大汗亡阳，吐泻厥逆，肢冷脉微，心腹冷痛，冷痢，脚气水肿，风寒湿痹，阳痿，宫冷，虚寒吐泻，阴寒水肿，阳虚外感，阴疽疮疡以及一切沉寒痼冷之疾。张仲景在《伤寒杂病论》中，用附子 21 方。凡与干姜配伍应用者，皆以生者为用，如四逆汤、通脉四逆汤、茯苓四逆汤、四逆加人参汤、干姜附子汤、白通汤、白通加猪胆汁汤等。四逆汤乃回阳救逆之总方，病至阳虚欲脱急危时，四肢厥逆，下利清谷，脉微欲绝，病已危殆，宜急投四逆汤。附子生用，用其纯阳之气，以复阳气，挽沉疴，疗重疾。附子生用恐中毒，张仲景配以辛温之干姜助附子温中散寒，甘温之炙甘草补脾和胃，缓和姜附温热之性，徐徐而温不至太猛。用生附片的汤剂须煎煮 2 小时以上，不宜入内服丸散；制附片一般与他药同煎 40 分钟左右即可。在肺系疾病为主的方中，傅老喜用白附片，取其白色入肺之意；温肾阳为主则用黑附片，黑入肾；健运脾阳为主则用炮附片（色黄），黄入脾。皆以五色归五脏之中医药理论为要旨。

乌头旁生子根为附子，母根为川乌，无旁生者，以原种之母本长大者为天雄。天雄温阳之力胜于附子。附子以四川江油产者为优。江油附子已有 1900 多年栽种历史，为高海拔（2000 米左右）高山育种（防品种退化），低海拔（500 米左右）平坝栽种，冬至前后 7 天种，夏至前后 7 天采挖。冬至一阳生，夏至一阴生。故江油附子可谓正得天地纯阳之气，最善补阳。陕西汉中附子为霜降种，立秋收；凉山布托为霜降种，寒露收。可见，附子道地产区的形成由天时（节气）、地利（平武的高海拔地区距离江油仅 100 公里左右）、人和（近 2000 年的栽种历史及炮制加工经验）多种因素决定。

优质品：生附片以个大，去皮，质略轻者为佳。白附片以片大（直径 3cm 左右），去外皮，半透明色黄白，味淡（无胆巴味）、几不麻舌者为优。黑附片唯色略偏深而已，非纯黑者（纯黑恐被染色），余同白附片。四川江油为附子上千年历史道地产区。

（三）苦杏仁

来源：杏仁是蔷薇科杏的种子，分为甜杏仁和苦杏仁，

性味：甜杏仁：味甘，性温。苦杏仁：苦，微温。有小毒。

归经：归肺、大肠经。

功效：《神农本草经》："主咳逆上气，雷鸣，喉痹下气，产乳，金创，寒心，奔豚。"《药典》："降气止咳平喘，润肠通便。"

临床：用于咳嗽气喘，胸满痰多，血虚津枯，肠燥便秘。杏仁有甜、苦二种，甜者产于北方，苦者生于南方，二者性能稍异，甜者润肺化痰，长于虚痨咳嗽，适于年老体弱之虚证咳喘；苦者宣肺燥湿，善降气化痰，适于壮人、实证。现在临床用的杏仁，一般都是苦杏仁。肺气苦上逆，本品主要有降肺气的作用，但凡由于肺气上逆而导致的咳嗽均可应用。这种情况，常配合旋覆花、苏子、白前、炒莱菔子、枇杷叶等同用。但它的性味辛苦温有小毒，应用得宜，能达治病的目的，应用不当，则可以使病加剧，甚至死亡。小儿使用时，须注意用量不可过大，以防中毒而致呼吸麻痹。用量一般 3g 至 10g。苦杏仁具有宣肺散热、消滞降气的作用，凡伤寒、伤风，发热，无汗、有汗，身疼，咳喘，胸

闷，脉浮缓、紧、滑呈表证者，仲景经常与麻黄并用，如麻黄汤、大青龙汤、麻杏甘石汤等。久咳肺气虚者慎用。入汤剂，宜捣碎，后下。

优质品：以燀去外皮，色白，子叶厚，无败油气者为佳。

（四）百部

来源：为百部科植物直立百部、蔓生百部或对叶百部的干燥块根。

性味：甘、苦，微温。

归经：归肺经。有小毒。

功效：《药典》："润肺、止咳、杀虫。"

临床：首载于《本草经集注》。本品温而不燥，润而不腻，对新、久咳嗽，均可应用。内服常用蜜百部，蜜百部润肺止咳，用于阴虚劳嗽。生百部杀虫，外用于头虱、体虱、蛲虫病、阴痒。治肺寒壅嗽，微有痰，百部常与麻黄、杏仁配伍（《小儿药证直诀》百部丸）。治寒邪侵于皮毛，连及于肺，令人咳，配桔梗、甘草（炙）、白前、橘红、紫菀等（《医学心悟》止嗽散）。治暴嗽，百部藤根捣自然汁，和蜜等分，沸汤煎成膏咽之（《续十全方》）。脾胃有热者不宜用。

优质品：以色黄白半透明大者为佳。

（五）紫菀

来源：本品为菊科植物紫菀的干燥根及根茎。

性味：味苦，性温。

归经：归肺经。

功效：《神农本草经》："主咳逆上气，胸中寒热结气，去蛊毒痿蹶，安五脏。"《药典》："润肺下气，消痰止咳。"

临床：用于痰多喘咳，新久咳嗽，劳嗽咳血。本品有化痰降气、清肺泄热、通调水道的功效。《药品化义》："紫菀，味甘而带苦，性凉而体润，恰合肺部血分。主治肺焦叶举，久嗽痰中带血，及肺痿，痰喘，消渴，使肺窍有清凉沛泽之功………用入肝经，凡劳热不足，肝之表病也；蓄热结气，肝之里病也；吐血衄血，肝之逆上也；便血溺血，肝之妄下也；无不奏效。因其体润，善能滋肾，盖肾主二便，以此润大便燥结，利小便短赤，开发阴阳，宣通壅滞，大有神功。同生地黄、麦冬入心，宁神养血。同丹皮、赤芍入胃，清热凉血。其桑皮为肺中气药，紫菀为肺中血药，宜分别用。"治久咳，配伍款冬花、百部。治伤寒后肺痿劳嗽，配伍桔梗、天门冬、贝母、百合、知母、生干地黄（《太平圣惠方》紫菀散）。治小儿咳逆上气，喉中有声，不通利，配伍杏仁、细辛、款冬花等（《圣济总录》紫菀散）。本品苦能降气达下，辛可益肺，能使气化下达于膀胱而利小便。因肺经有邪，肺气壅滞，气不能下达于膀胱而小便不利、尿少短赤者，可配合茯苓、通草等同用。紫菀用蜜炙后，可增强其润肺止咳的作用。肺痨咳嗽，痰中带血者，或肺燥咽痒，干咳者，均须用蜜炙紫菀。款冬花偏于温肺，多用于寒性痰饮所致的咳嗽。紫菀偏于开散肺气郁滞，多用于风热郁肺的咳嗽。本品辛而不燥，润而不寒，补而不滞，故无论内伤、外感所致的咳嗽，常随证加减选用。

优质品：以根长，色紫红，质柔韧者为佳。

（六）款冬花

来源：为菊科多年生草本植物款冬的花蕾。

性味：味辛，性温。

归经：归肺经。

功效：《神农本草经》："主咳逆上气，善喘，喉痹，诸惊痫，寒热邪气。"《药典》："润肺下气，宁嗽止喘。"

临床：用于咳逆喘息，肺痈等证。本品甘能补，辛能散，温能散寒，故能用于肺胀、肺痿、肺痨、肺痈等证。用于肺痿，因肺气虚弱，气不化津，津液为涎，故症见咯吐涎沫，清稀量多，不渴，气短，神疲乏力，用本品配健脾燥湿之品，如黄芪、党参、白术、山药、薏苡仁等。用于肺痈，即肺脓疡，可与芦根、薏苡仁、桃仁、冬瓜仁等同用。用于肺胀，即肺气肿病人，可与太子参、黄芪、玉竹、沙参、麦冬等同用。本品有温化寒痰、润肺养阴、化痰止咳之功效，可治疗寒邪袭肺而引起的咳嗽、哮喘证。用于痰嗽哮喘，遇冷则发，可与炙麻黄、杏仁、苏子等同用；若咳嗽带血，可与百合研末制成蜜丸；若用治暴咳，可与杏仁、贝母、五味子等同用。《药品化义》曰："冬花，味苦主降，气香主散，一物而两用兼备。故用入肺部，顺肺中之气，又清肺中之血。专治咳逆上气，烦热喘促，痰涎稠黏，涕唾腥臭，为诸证之要剂，如久嗽肺虚，尤不可缺。于寒束肺金之饮邪喘嗽最宜。"多用蜜炙冬花，能增强其润肺止咳之力。傅老常把款冬花与紫菀、苏子、杏仁、射干、百合、人参（党参）等药配伍使用。款冬花发于冬令，虽雪积冰坚，其花独艳，性温可知，然轻扬上达，用于风寒痰饮之咳嗽，最为合适。而紫菀与款冬花，性味功用无大区别，在临床上，风寒轻而兼热者多用紫菀，风热轻而兼寒者多用款冬花，也是大同小异。本品温而不热，辛而不燥，甘而不滞，为润肺化痰止嗽之良药，凡一切咳嗽属于肺病者，不论外感内伤、寒热虚实，皆可配用。紫菀与款冬花相伍，为临床化痰止咳的常用对药。紫菀辛散苦泄，祛痰作用明显，偏于化痰止咳；款冬花辛温，止咳作用较强，偏于宣肺止咳，二药相须合用，可收消痰下气之功，止咳之效倍增。本品与紫菀都润肺化痰止嗽，而紫菀重在祛痰，本品重在止咳、嗽，因此，二药配伍，可增强疗效。本品辛温，易散气动热，对咳血或肺痈咳脓血者慎用。本品生用治外感咳嗽，蜜炙用增强润肺作用，治内伤咳嗽。马兜铃偏于治火热咳嗽，寒凉咳嗽不宜用。百部对新久咳嗽都可以随证选用，款冬花则偏用于日久咳嗽。紫菀偏于宣肺化痰而治咳，款冬花偏于温肺化痰而治咳。据近代研究报道，紫菀无显著的镇咳作用，但有明显的祛痰作用；款冬花祛痰作用并不显著，但有显著的镇咳作用。款冬花偏于治寒性咳嗽，火热性咳嗽不宜用。

优质品：以花蕾包片色紫红，花梗少，新鲜而干燥者为佳。

（七）干姜

来源：为姜科植物姜的干燥根茎。

性味：味辛，性热。

归经：归脾、胃、肾、心、肺经。

功效：《神农本草经》："主胸满咳逆上气，温中，止血，出汗，逐风湿痹，肠澼下痢，生者尤良。"《药典》："温中散寒，回阳通脉，温肺化饮。"

临床：用于脘腹冷痛，呕吐泄泻，肢冷脉微，寒饮喘咳。本品辛热燥烈，主入脾胃而长于温中散寒，健运脾阳。治胃寒呕吐，脘腹冷痛，每配高良姜用，如二姜丸。治脾胃虚寒，脘腹冷痛，呕吐泄泻，多与党参、白术等同用，如理中丸。用于亡阳证，本品性味辛热，能回阳通脉，故可用治心肾阳虚，阴寒内盛所致之亡阳厥逆，脉微欲绝者，每与附子相须为用，如四逆汤。用于寒饮咳喘，形寒背冷，痰多清稀之证，本品辛热，善能温肺化饮，常与细辛、五味子、麻黄等同用，如小青龙汤。李杲曰："干姜，生辛炮苦，阳也，生用逐寒邪而发表，炮则除胃冷而守中，多用之耗散元气，辛以散之，是壮火食气故也，须以生甘草缓之。辛热以散里寒，同五味子用以温肺，同人参用以温胃也。"《本草纲目》曰："干姜，能引血药入血分、气药入气分。又能去恶养新，有阳生阴长之意，故血虚者用之。凡人吐血、衄血、下血，有阴无阳者，亦宜用之，乃热因热用，从治之法也。"《药品化义》曰："干姜干久，体质收束，气则走泄，味则含蓄，比生姜辛热过之，所以止而不行，专散里寒。如腹痛身凉作泻，完谷不化，配以甘草，取辛甘合化为阳之义。入五积散，助散标寒，治小腹冷痛；入理中汤定寒霍乱，止大便溏泄；助附子以通经寒，大有回阳之力；君参术以温中气，更有反本之功。生姜主散，干姜主守，一物大相迥别。"傅老治寒饮伏肺，症见咳嗽气喘，形寒背冷，痰多清稀者，常与细辛、五味子等配伍。入汤剂干姜宜切片或者砸破。

阴虚内热，血热妄行者忌服。

优质品：以质坚实，断面色黄白，粉性足，气味浓者为佳。

（八）细辛

来源：为马兜铃科植物北细辛、汉城细辛或华细辛的干燥根及根茎。

性味：味辛，性温。

归经：归心、肺、肾经。

功效：《神农本草经》："主咳逆，头痛脑动，百节拘挛，风湿痹痛，死肌。明目，利九窍。"《药典》："祛风解表散寒，祛风止痛，通窍，温肺化饮。"

临床：治伤寒表不解，心下有水气，干呕发热而咳，或渴，或利，或噎，或小便不利；少腹满，或喘者（《伤寒论》小青龙汤）。治痰饮，冲气即低，而反更咳，胸满者（《金匮要略》苓甘五味姜辛汤）。治少阴病，始得之，反发热，脉沉者（《伤寒论》麻黄附子细辛汤）。《本草汇言》曰："细辛，佐姜、桂能驱脏腑之寒，佐附子能散诸疾之冷，佐独活能除少阴头痛，佐荆、防能散诸经之风，佐芩、连、菊、薄，又能治风火齿痛而散解诸郁热最验也。"《本草经百种录》曰："细辛，以气为治也。凡药香者，皆能疏散风邪，细辛气盛而味烈，其疏散之力更大。且风必夹寒以来，而又本热而标寒，细辛性温，又能驱逐寒气，故其疏散上下之风邪，能无微不入，无处不到也。"

凡病内热及火生炎上，上盛下虚，气虚有汗，血虚头痛，阴虚咳嗽者，皆禁用。入内服丸散细辛剂量不宜过钱（3g），汤剂无妨。勿久用。

优质品：以根灰黄，干燥，味辛辣而麻舌的北细辛为佳。

（九）生姜

来源：为姜科植物姜的新鲜根茎。

性味：辛，微温。

归经：归肺、脾、胃经。

功效：《药性论》："生姜使，主痰水气满，下气，生与干并治嗽，疗时疾，止呕吐不下食。生和半夏主心下急痛，若中热不能食，捣汁和蜜服之。又汁和杏仁作煎，下一切结气实，心胸拥隔，冷热气。"《药典》："解表散寒，温中止呕，化痰止咳。"

临床：用于风寒感冒，胃寒呕吐，寒痰咳嗽。生姜用于解表，主要为发散风寒。生姜发汗作用较弱，常配合麻黄、桂枝等同用，作为发汗解表辅助的药品，能增强发汗力量。生姜为止呕要药，可单独应用，治疗胃寒呕吐，也可治胃热呕吐，配合半夏、竹茹、黄连等同用。生姜能解鱼蟹毒，单用或配紫苏同用。此外，生姜又能解生半夏、生南星之毒，煎汤饮服，可用于半夏、南星中毒引起的喉哑舌肿麻木等症。因此在炮制半夏、南星的时候，常与生姜同制，以减除它们的毒性。

太阳中风，阳浮而阴弱，阳浮者，热自发；阴弱者，汗自出。啬啬恶寒，淅淅恶风，翕翕发热，鼻鸣干呕者，桂枝汤主之。太阳病，头痛，发热，汗出，恶风，桂枝汤主之（《伤寒论》）。治病人胸中似喘不喘，似呕不呕，似哕不哕，心中愦愦然无奈者：半夏半升，生姜汁一升。上二味以水三升，煮半夏取二升，内生姜汁，煮取一升半，小冷。分四服，日三夜一服，止，停后服（《金匮要略》生姜半夏汤）。治伤寒汗出，解之后，胃中不和，心下痞硬，干噫食臭，胁下有水气，腹中雷鸣下利者：生姜、甘草（炙）、人参、干姜、黄芩、半夏（洗）、黄连等（《伤寒论》生姜泻心汤）。

优质品：以皮色黄白，断面色淡黄，质紧实，无霉烂变色，香气浓，四川（犍为）产者为优。

（十）半夏

来源：为天南星科植物半夏的干燥块茎。

性味：辛，温；有毒。

归经：归脾、胃、肺经。

功效：《神农本草经》："主伤寒寒热，心下坚，下气，喉咽肿痛，头眩胸胀，咳逆，肠鸣，止汗。"《药典》："燥湿化痰，降逆止呕，消痞散结。"

临床：用于痰多咳喘，痰饮眩悸，风痰眩晕，痰厥头痛，呕吐反胃，胸脘痞闷，梅核气；生用外治痈肿痰核。姜半夏多用于降逆止呕。《医学启源》："治寒痰及形寒饮冷伤肺而咳，大和胃气，除胃寒，进饮食。治太阳痰厥头痛，非此不能除。"《主治秘要》云："燥胃湿，化痰，益脾胃气，消肿散结，除胸中痰涎。"治湿痰，咳嗽，脉缓，面黄，肢体沉重，嗜卧不收，腹胀而食不消化，配天南星、白术、生姜（《素问病机气宜保命集》）。治湿痰喘急，止心痛，半夏，香油炒，为末，粥丸梧子大，每服三五十丸，姜汤下（《丹溪心法》）。治心下有支饮（呕家本渴，渴者为欲解，今反不渴），半夏一升，生姜半斤，上二味，以水七升，煮取一升半，分温再服（《金匮要略》小半夏汤）。傅老在临床上常用法半夏（炮制辅料有白矾、甘草、石灰），姜半夏（炮制辅料有白矾、生姜）较多，清半夏（炮制辅料有白矾），生半夏（无辅料）较少使用。陶弘景言："半夏，用之皆先汤洗十许过，令滑尽，不尔戟人咽喉。"现代研究发现半夏中所含草酸钙针晶（产生刺痛感），及其附着的毒蛋白（凝集素，产生过敏，加重红肿热痛，产生灼痛感）是主要毒性成分。用白矾炮制后可使草酸钙针晶束大量溶解，加热使毒蛋白变性从而实现解毒之目的。半夏质硬，宜切薄片或砸碎后入煎剂，否则难以煮透。

优质品：以个大，扁圆，有凹窝、麻点，无酸味者优。法半夏断面呈均匀淡黄色，姜半夏呈角质半透明带姜味，清半夏呈角质样，气微，生半夏外表干净，断面色白。

（十一）白前

来源：为萝藦科植物柳叶白前或芫花叶白前的干燥根茎及根。

性味：辛、苦，微温。

归经：归肺经。

功效：《名医别录》："主胸胁逆气，咳嗽上气。"《药典》："降气，消痰，止咳。"

临床：用于肺气壅实，咳嗽痰多，胸满喘急尤宜。含白前的复方有：白前汤《备急千金要方》；前胡汤《圣济总录》；防己汤《圣济总录》；贝母煎《圣济总录》。有下气降痰的作用。凡因肺气不降或肺气上逆而致胸膈逆满，肺气壅塞，痰浊不下之症，均可选用本品。例如外感风寒而致肺气上逆咳喘痰多者，可配合杏仁、苏叶、苏子、荆芥、前胡、生姜等同用。肺热而致咳嗽、气逆、痰多者，可配合桑白皮、地骨皮、黄芩、瓜蒌、知母等同用。久嗽上气，浮肿气短，胸闷胀满，昼夜不能平卧，喉中有痰鸣声者，前人有白前汤（白前、紫菀、半夏、大戟），可随证加减选用。前胡宣畅肺气，偏用于外感咳嗽。白前泻肺降痰，偏用于痰黄气逆而致的咳喘。旋覆花下气行水，偏用于胸膈痰结坚痞，痰唾黏如胶漆。白前下气降痰，偏用于胸胁逆气，肺中痰黄的喘嗽。虚证咳嗽及体弱者慎用。《本草经疏》："凡咳逆上气，咳嗽气逆，由于气虚气不归元，而不由于肺气因邪客壅实者，禁用。"有清肺化痰、止咳平喘等功效，是治咳嗽的要药。白前的炮制饮片古代以生品为主，取其解表理气，降气化痰之疗效，常用于外感咳嗽、痰湿咳喘。蜜炙白前，能增强润肺降气，化痰止咳的作用。用于肺虚咳嗽，肺燥咳嗽，咳嗽痰多等。

优质品：以根茎粗，须根长，无泥土及杂质者为佳。

（十二）紫苏子

来源：本品为唇形科植物紫苏的干燥成熟果实。

性味：味辛，性温。

归经：归肺经。

功效：《药性论》："主上气咳逆。治冷气及腰脚中湿风结气。"《药典》："下气平喘，消痰止嗽，利膈开郁。"

临床：苏子有润心肺，降气消痰的作用。对于肺失肃降，痰多气逆而咳喘、胸闷诸症，常配合杏仁（苏子辛温，下气利膈消痰，润肺平喘；杏仁苦温，降肺气以化痰止咳平喘。二者合用其降气化痰，止咳平喘之功效更著，且二药皆入肺与大肠，有润肠通便之功）、陈皮（二者皆能理气化痰，止咳定喘。但苏子质润，擅长降气消痰，尚能温中降逆；陈皮性燥，长于理气化痰，并可理气和胃。相伍为用，燥润并施，则燥不伤阴，润不留痰，共奏化痰止咳、降气定喘、和胃降逆之功效）、紫菀（苏子降气平喘，化痰止咳，功擅降气；紫菀润肺下气，消痰止嗽，长于润肺。二者伍用共奏化痰止咳、下气平喘、利膈宽胸之效）、炒莱菔子、炒白芥子、前胡、厚朴、当归、沉香等同用。常用方如三子汤（炒苏子、炒莱菔子、炒白芥子）、苏子降气汤（炒苏子、半夏、陈皮、前胡、厚朴、甘草、当归、沉香）等。苏子还有温中降逆的作用，对胃气上逆，痰浊上泛而致的呕恶、吐哕等症，也常用本品配合半夏、藿香、茯苓、陈皮、丁香、焦三仙、枳实等同用。气虚下陷者忌用。古云："逢子必炒，故以炒苏子多用。"

优质品：小坚果卵圆形或类球形，直径 1.2mm。表面灰棕色或灰褐色，有微隆起的暗紫色网状花纹，基部稍尖，有灰白色点状果梗痕。压碎有香气，味微辛，无土无杂质者优。

（十三）莱菔子

来源：为十字花科植物萝卜的干燥成熟种子。

性味：辛、甘，平。

归经：归肺、脾、胃经。

功效：《本草纲目》："莱菔子之功，长于利气。生能升，熟能降，升则吐风痰，散风寒，发疮疹；降则定痰喘咳嗽，调下痢后重，止内痛，皆是利气之效。"《药典》："消食除胀，降气化痰。"

临床：用于饮食停滞，脘腹胀痛，大便秘结，积滞泻痢，痰壅喘咳。治高年咳嗽，气逆痰痞：紫苏子、白芥子、萝卜子，上三味各洗净，微炒，击碎，用生绢小袋盛之，煮作汤饮（《韩氏医通》三子养亲汤）。治一切食积：山楂六两，神曲二两，半夏、茯苓各三两，陈皮、连翘、萝卜子各一两，上为末，炊饼丸如梧子大，每服七八十丸，食远，白汤下（《丹溪心法》保和丸）。《医学衷中参西录》曰："莱菔子，无论或生或炒，皆能顺气开郁，消胀除满，此乃化气之品，非破气之品。盖凡理气之药，单服久服，未有不伤气者，而莱菔子炒熟为末，每饭后移时服钱许，借以消食顺气，转不伤气，因其能多进饮食，气分自得其养也。若用以除满开郁，而以参、芪、术诸药佐之，虽多服久服，亦何至伤气分乎。"《日华子本草》曰："水研服，吐风痰；醋研消肿毒。"多用炒莱菔子。

优质品：以粗大、饱满、油性大者为佳。

（十四）旋覆花

来源：为多年生草本菊科植物旋覆花、线叶旋覆花或大花旋覆花等的头状花序。

性味：味咸，温。

归经：入肺、肝、胃经。

功效:《神农本草经》:"主结气，胁下满，惊悸。除水，去五脏间寒热，补中，下气。"《药典》:"消痰，下气，软坚，行水。"

临床:《医学入门》曰："逐水，消痰，止呕噎。"治胸中痰结，胁下胀满，咳喘，呃逆，唾如胶漆，心下痞硬，噫气不除，大腹水肿。治伤寒发汗，若吐若下，解后，心下痞硬，噫气不除者：旋覆花三两，人参二两，生姜五两，代赭石一两，甘草三两（炙），半夏半升（洗），大枣十二枚（擘），上七味，以水一斗，煮取六升，去滓，再煎取三升，温服一升，日三服（《伤寒论》旋覆代赭汤）。治伤寒中脘有痰，令人壮热，项筋紧急，时发寒热，皆类伤风，但不头痛为异：前胡三两，荆芥四两，半夏一两（洗，姜汁浸），赤芍药二两，细辛一两，甘草一两（炙），旋覆花三两，上捣罗为末，每服二钱，水一盏，生姜五片，枣子一枚，同煎至六分，去滓，热服，未知再服（《类证活人书》金沸草散）。治积年上气：旋覆花一两（去梗，焙），皂荚一两一分（炙，去皮、子），大黄一两半（锉、炒），上三味，捣罗为末，炼蜜丸如梧桐子大，每服十丸至十五丸，温汤下，日三服（《圣济总录》旋覆花丸）。治风痰呕逆，饮食不下，头目昏闷：旋覆花、枇杷叶、川芎、细辛、赤茯苓各一钱，前胡一钱五分，姜、枣水煎服，煎取 300mL，分 3 次服用，一日一剂（《妇人大全良方》旋覆花汤）。按药性论诸花皆升散，为何旋覆花独降？恐以前用的是全草而非独花，后来多将花（旋覆花）与草（金沸草）分开应用。如《本草正义》曰："《本经》明谓其温，寇宗奭又以为辛，则疏散寒邪，正其专职。若其开结泄水，下气降逆等治，则类皆沉重下达之义，颇嫌其与轻扬之本性，不甚符合。按《本经》，旋覆花一名金沸草，疑古人本有用其茎叶，而未必皆用其花者。考草木花叶之功用，不同者甚多，或升或降，各有取义，亦其禀赋使然，不容混合。且茎则质重，花则质轻，亦物理自然之性，况旋覆花之尤为轻而上扬者乎。乃今人恒用其花，而并不用茎叶，竟以重坠之功，责之轻扬之质，恐亦非古人辨别物性之真旨也。且其花专主温散，疏泄之力亦猛，宜于寒饮，而不宜于热痰，石顽已谓阴虚劳嗽，风热燥咳，误用之，嗽必愈甚，是亦以其轻扬，升泄太过。正与降气之理相反。唯其轻灵之性，流动不滞，自能流通气化而宣窒塞，固非专以升散见长。若但以逐水导湿为治，似不如兼用其茎叶较为近理。

注意，虚者不宜多服久服。

优质品：以花朵大，金黄色，有白绒毛，花梗短者为佳。

（十五）桔梗

来源：为桔梗科植物桔梗的干燥根。

性味：苦、辛，平。

归经：归肺经。

功效：《神农本草经》："辛，微温。主胸胁痛如刀刺，腹满，肠鸣幽幽，惊恐悸气。"《药典》："宣肺，利咽，祛痰，排脓。"

临床：用于咳嗽痰多，胸闷不畅，咽痛，音哑，肺痈吐脓，疮疡脓成不溃。治肺痈，咳而胸满，振寒脉数，咽干不渴，时出浊唾腥臭，久久吐脓如米粥者：桔梗一两，甘草二两，上二味，以水三升，煮取一升，分温再服，则吐脓血也（《金匮要略》桔梗汤）。治伤寒痞气，胸满欲死：桔梗、枳壳（炙，去穰）各一两（桔梗配枳壳，通肺利膈下气）（《苏沈良方》枳壳汤）。张仲景《伤寒论》治寒实结胸，用桔梗、贝母、巴豆取其温中、消谷、破积也；又治肺痈唾脓，用桔梗、甘草，取其苦辛清肺，甘温泻火，又能排脓血，补内漏也。其治少阴证二三日咽痛，亦用桔梗。甘草取其苦辛散寒，甘平除热，合而用之，能调寒热也。后人易名甘桔汤，通治咽喉口舌诸病。宋仁宗加荆芥、防风、连翘，遂名如圣汤，极言其验也。按王好古《医垒元戎》载之颇详，云失音加诃子，声不出加半夏，上气加陈皮，涎嗽加知母、贝母，咳渴加五味，酒毒加葛根，少气加人参，呕加半夏、生姜，唾脓血加紫菀，肺痿加阿胶，胸膈不利加枳壳，心胸痞满加枳实，目赤加栀子、大黄，面肿加茯苓，肤痛加黄芪，发斑加防风、荆芥。肺痈破溃后，用于排脓时，用量可稍增。用量太大可引起呕吐。虚证咳嗽及干咳无痰者不用。阴虚久嗽、气逆及咳血者忌服。

优质品：以根肥大，白色，质充实，味苦者为佳。

（十六）五味子

来源：为木兰科植物五味子（北五味子）或华中五味子（南

五味子）的干燥成熟果实。

性味：酸、甘，温。

归经：归肺，心、肾经。

功效：《神农本草经》："主益气，咳逆上气，劳伤羸瘦，补不足，强阴，益男子精。"《药典》："收敛固涩，益气生津，补肾宁心。"

临床：用于久嗽虚喘，梦遗滑精，遗尿尿频，久泻不止，自汗，盗汗，津伤口渴，短气脉虚，内热消渴，心悸失眠。生脉散，人参五钱，五味子、麦门冬各三钱，水煎服，煎取300mL，分3次服用，一日一剂（《备急千金要方》），治热伤元气，肢体倦怠，气短懒言，口干作渴，汗出不止；或湿热火行，金为火制，绝寒水生化之源，致肢体痿软，脚欹眼黑。五味子丸（《卫生家宝方》），用治嗽。五味子丸（《经验良方》），用治白浊及肾虚，两腰及背脊穿痛。五味子汤（《备急千金要方》），用治唾中有脓血，痛引胸胁。五味子有生品和醋制品两种炮制品。醋制可增强其收敛固涩之力。无论生品或者醋制品入汤剂均须用前打碎，否则辛、苦味难出，且补肾力弱。《本草纲目》曰："五味子，入补药熟用，入嗽药生用。"风寒咳嗽，南五味子（酸甘咸味较弱，辛苦味较强）较好，补养五脏北五味子（五味较均衡且酸味较突出）力强。《本草正》曰："感寒初嗽当忌，恐其敛束不散。肝旺吞酸当忌，恐其助木伤土。"

优质品：以紫红色，粒大，肉厚，有油性及光泽者为佳。

（十七）白芍

来源：为毛茛科植物芍药的干燥根。

性味：苦、酸，微寒。《神农本草经》："味苦、平。"

归经：归肝、脾经。

功效：《神农本草经》："主邪气腹痛，除血痹，破坚积，治寒热疝瘕，止痛，利小便，益气。"《药典》："平肝止痛，养血调经，敛阴止汗。"

临床：用于头痛眩晕，胁痛，腹痛，四肢挛痛，血虚萎黄，月经不调，自汗，盗汗。白芍善理中气。如治腹痛，用芍药甘草汤。成无己曰："芍药之酸收，敛津液而益荣。酸，收也，泄也。芍药之酸，收阴气而泄邪气"（《注解伤寒论》）。补血、养血的经典药方为四物汤，由当归、川芎、酒芍药、熟地黄四味药组成。治妇人怀妊腹中疗痛用当归芍药散：当归三两，芍药一斤，茯苓四两，白术四两，泽泻半斤，芎䓖半斤（一作三两），上六味，杵为散，取方寸匕，酒和，日三服（《金匮要略》）。治产后血气攻心腹痛用芍药汤：芍药二两，桂（去粗皮）、甘草（炙）各一两，上三味，粗捣筛，每服三钱匕，水一盏，煎七分，去滓，温服，不拘时候（《圣济总录》）。临床常用生白芍、炒白芍和酒白芍三种炮制品。炒白芍去其凉性，能收脾气敛肺热，缓中，柔肝，和脾，止泻。酒白芍，酒制行经，止中寒腹痛。醋白芍，醋炒敛血、止血。

赤白芍辨：芍药原本赤白不分，后大量人工种植以及形成特定的加工炮制技术后才有赤白之分。一说野生者为赤芍，家种（三至四年）者为白芍；一说开白花者为赤芍，开红花者为白芍；一说趁鲜水煮去皮者为白芍，不煮去皮者为赤芍，莫衷一是。从外观形状上讲，通常野生，色紫红，纤维性较强，有马汗气者为赤芍；家种，色白，粉性强，略角质状，气微味微酸者为白芍。《开宝本草》曰："芍药有两种，赤者利小便，下气；白者止痛，散血。"成无己曰："芍药白补而赤泻，白收而赤散。"（《注解伤寒论》）。李时珍曰："白芍药益脾，能于土中泻木。赤芍药散邪，能行血中之滞。"阴虚阳亢者则用白芍，取其收阴和阳以补之；阴实而阳郁者则用赤芍，取其升阴导阳以泻之。《本草正义》曰："成无己谓白补而赤泻，白收而赤散。故益阴养血，滋润肝脾，皆用白芍；活血行滞，宣化疡毒，皆用赤芍药。"

产后忌用（酸寒伐生发之气），脾气寒而痞满难化者忌生白芍。

优质品：以根粗长，匀直，质坚实，粉性足，表面洁净者为佳。

（十八）当归

来源：为伞形科植物当归的干燥根。

性味：甘、辛，温。《神农本草经》："味甘，温。"

归经：归肝、心、脾经。

功效：《神农本草经》："主咳逆上气，温疟寒热洗洗在皮肤中，妇人漏下，绝子，诸恶疮疡金疮，煮饮之。"《药典》："补血活血，调经止痛，润肠通便。"

临床：用于血虚萎黄，眩晕心悸，月经不调，经闭痛经，虚寒腹痛，肠燥便秘，风湿痹痛，跌仆损伤，痈疽疮疡。酒当归活血通经，用于经闭痛经，风湿痹痛，跌仆损伤。常用方剂有调益荣卫，滋养气血之四物汤：当归、川芎、白芍、熟地黄（《仙授理伤续断秘方》）。治妇人带下五色，腹痛，羸瘦，食少：当归一两

（锉，微炒），鳖甲一两（涂醋炙微黄，去裙襕），川大黄一两（锉碎，微炒），白术三分，胡椒半两，诃黎勒皮三分，槟榔三分，枳壳三分（麸炒微黄去瓤），荜茇半两。上诸药捣罗为末，炼蜜和捣三二百杵，丸如梧桐子大，每于食前以温酒下三十丸（《太平圣惠方》当归丸）。治妊娠胎动不安，腰腹疼痛：当归半两（锉），葱白一分（细切），上二味，先以水三盏，煎至二盏，入好酒一盏，更煎数沸，去滓，分作三服（《圣济总录》安胎饮）。如补气养血，温中补肾的当归生姜羊肉汤（《金匮要略》）。与人参、黄芪配伍补血，与大黄、牵牛配伍破血。当归头，活血而上行；当归身养血而中守；梢破血而下流；全当归养血活血而不走。治头疼宜酒制。阴中火盛及便溏者慎用。

优质品：以主根大，身长，支根少，断面黄白色，油润，气味浓厚者为佳。

（十九）三七

来源：为五加科植物三七的干燥根。

性味：甘、微苦，温。

归经：归肝、胃经。

功效：《本草纲目》："止血散血定痛，金刃箭伤、跌仆杖疮、血出不止者，嚼烂涂，或为末掺之，其血即止。亦主吐血衄血，下血血痢，崩中经水不止，产后恶血不下，血运血痛，赤目痈肿，虎咬蛇伤诸病。"《药典》："散瘀止血，消肿定痛。"

临床：用于咯血，吐血，衄血，便血，崩漏，外伤出血，胸腹刺痛，跌仆肿痛。《本草纲目》曰："止血，散血，定痛。金刃箭伤，跌仆杖疮，血出不止者，嚼烂涂，或为末掺之，其血即止。

亦主吐血，衄血，下血，血痢，崩中，经水不止，产后恶血不下，血运，血痛，赤目，痈肿，虎咬，蛇伤诸病。"生用活血化瘀止血，熟用活血补血。研末服，不宜入煎剂。三七活血而不伤正，化瘀而止血消肿。

血虚吐衄，血热妄行者禁用。

优质品：以个大坚实，体重皮细，断面棕黑色，无裂痕，气微，味先苦而后微甜者为佳。

（二十）乳香

来源：橄榄科乳香树属植物乳香树、药胶香树及野乳香树等，以其树干皮部伤口渗出的油胶树脂入药。主要产于索马里、土耳其、埃塞俄比亚等地区。

性味：味苦、辛，温。

归经：归心、肝、脾经。

功效：《名医别录》："疗风水毒肿，去恶气。疗风瘾疹痒毒。"《药典》："行气活血，消肿定痛，生肌。"

临床：能调气活血，用于治气血瘀滞，心腹疼痛，筋脉拘挛，痈疮肿毒，跌打损伤，风湿痹痛，痛经，产后瘀血刺痛，外用消肿生肌。治急心痛：胡椒四十九粒，乳香一钱，为末，男用姜汤下，女用当归汤下（《摄生众妙方》抽刀散）。治气血凝滞，痃癖癥瘕，心腹疼痛，腿酸臂疼，内外疮疡，一切脏腑积聚，经络湮瘀：当归五钱，丹参五钱，生明乳香五钱，生明没药五钱，上药四味作汤服，若为散，一剂分作四次服，温酒送下（《医学衷中参西录》活络效灵丹）。《本草纲目》："乳香香窜，入心经，活血定痛，故为痈疽疮疡、心腹痛要药。"乳香内服外用皆可，内服多醋制，外用多生品，注意用量，并且胃弱勿用，孕妇忌服。

优质品：以淡黄色，颗粒状，半透明，无砂石树皮杂质，粉末黏手，气芳香者为佳。

（二十一）没药

来源：橄榄科没药属植物没药树及同属他种植物的树干皮部渗出的油胶树脂。

性味：味苦、辛，温。

归经：归心、肝、脾、肾经。

功效：《药性论》："主打仆损，心腹血瘀，伤折跌损，筋骨瘀痛，金刃所损，痛不可忍，皆以酒投饮之。"《药典》："散血去瘀，消肿定痛。"

临床：治跌损，金疮，筋骨、心腹诸痛，癥瘕，经闭，痈疽肿痛，痔漏，目障；活血止血，入血分，行血散瘀，推陈致新；生机治萎；坠胎，善行十二经；疗目祛翳。没药配雄黄：解毒疗疮，没药消肿生肌，雄黄燥湿解毒，两药外用，疗恶疮流脓者甚效。没药配冰片：同具消肿止痛之效。没药性味平和，长于生肌疗疮，冰片大香而凉，长于清热解毒，二药相伍，相辅相成疗疔疮、无名肿毒甚效。乳香没药相伍为用：宣通脏腑、疏通经络之要药，乳香行气舒筋，没药活血散瘀，气血兼顾，取效尤捷。孕妇忌服，胃弱勿用。

优质品：以块大，棕红色，香气浓而杂质少者为佳。

（二十二）肉桂

来源：为樟科植物肉桂的干燥树皮。

性味：辛、甘，大热。

归经：归肾、脾、心、肝经。

功效：《神农本草经》："味辛，温。主上气咳逆，结气喉痹吐吸，利关节，补中益气。"《药典》："补火助阳，引火归原，散寒止痛，活血通经。"

临床：用于阳痿，宫冷，腰膝冷痛，肾虚作喘，阳虚眩晕，目赤咽痛，心腹冷痛，虚寒吐泻，寒疝，奔豚，经闭，痛经。治肾气虚乏，下元惫冷，《金匮要略》肾气丸主之。治元阳不足，命门火衰，脾胃虚寒，饮食少进，《景岳全书》右归丸主之。肉桂宜切丝或打末冲服。阴虚火旺忌服，孕妇慎服。

优质品：以皮细肉厚，断面紫红色，油性大，香气浓，味甜微辛，嚼之无渣者为佳。

（二十三）沉香

来源：为瑞香科植物沉香或者白木香含有树脂的木材。

性味：辛、苦，微温。

归经：归脾、胃、肾经。

功效：《名医别录》："疗风水毒肿，去恶气。"《药典》："行气止痛，温中止呕，纳气平喘。"

临床：用于胸腹胀闷疼痛，胃寒呕吐呃逆，肾虚气逆喘急。治胸膈痞塞，心腹胀满，喘促短气，干哕烦满，脚气上冲，《太平惠民和剂局方》沉香降气丸主之。治七情伤感，上气喘息，妨闷不食，《济生方》四磨汤主之。治伤寒虚痞，气逆呕吐，《圣济总录》沉香丸主之。沉香宜末冲服，若入煎剂宜用薄片、细丝，后下，煮至香气出，稍焖即可，不可久煎。《药品化义》曰："沉香，纯阳而升，体重而沉，味辛走散，气雄横行，故有通天彻地之功，治胸背四肢诸痛及皮肤作痒。且香能温养脏腑，保和卫气。若寒湿滞于下部，以此佐舒经药，善驱逐邪气；若跌仆损伤，以此佐和血药，能散瘀定痛；若怪异诸病，以此佐攻痰药，能降气安神。总之，疏通经络，血随气行，痰随气转，凡属痛痒，无不悉愈。"阴亏火旺、气虚下陷者勿用。

优质品：能沉于水或半沉半浮。有特殊香气，味苦。燃烧时有油渗出，香气浓烈者为佳。

二、寒凉平药类

（一）黄芩

来源：为唇形科植物黄芩的干燥根。

性味：味苦，气平，性寒。

归经：入肺经、大肠经。

功效：《神农本草经》："诸热黄疸，肠澼泄痢，逐水，下血闭，恶疮疽蚀火疡。"《药典》："清热燥湿，泻火解毒，止血，安胎。"

临床：用于湿温、暑温胸闷呕恶，湿热痞满，泻痢，黄疸，肺热咳嗽，高热烦渴，血热吐衄，痈肿疮毒，胎动不安。张仲景治伤寒心下痞满用泻心汤，四方皆用黄芩，以其主诸热，利小肠故也。又太阳病下之，利不止，有葛根黄芩黄连汤。亦主妊娠，安胎散内多用黄芩。清肺用枯芩，煮熟切薄片酒炙后用。止血宜炒炭用。

脾虚腹痛有寒者不宜使用。

优质品：以条大，中枯朽，色黄棕，味苦，产于内蒙古自治区，野生者为佳。

（二）栀子

来源：为茜草科常绿植物栀子的成熟果实。

性味：味苦，寒。

归经：归心、肺、三焦经。

功效：《神农本草经》："主五内邪气，胃中热气，面赤，酒渣鼻，白癞，赤癞，疮疡，疗目热赤痛，胸心大小肠大热，心中烦闷，胃中热气。焦栀子凉血止血。用于血热吐衄，尿血崩漏。"《药典》："清热利湿，泻火除烦，凉血消肿。"

临床：用于热病心烦，郁闷，躁扰不宁。本品善于消泻心、肺、胃经之火邪而除烦。每与淡豆豉合用以宣泄邪热，解郁除烦，即栀子豉汤。若火毒炽盛，高热烦躁，神昏谵语者，则须配伍黄连、连翘、黄芩等凉血解毒，泻火除烦之品，如清瘟败毒饮。亦用于肝胆湿热郁结所致的黄疸、发热、小便短赤等。本品有清利湿热，利胆退黄之效。若与茵陈、大黄合用，可以增强利湿、退黄作用，即茵陈蒿汤；若配伍黄柏，可增强清除湿热作用，即栀子柏皮汤。本品有凉血止血作用，用于血热妄行的吐血、衄血、尿血等，每与茅根、生地黄、黄芩同用。此外，生栀子粉用水或醋调成糊状，湿敷，对外伤性肿痛有消肿止痛作用；涂敷疔肿，亦有疗效。栀子常生用、炒焦或炒炭用。《汤液本草》曰："或用栀子利小便，实非利小便，清肺也，肺气清而化，膀胱为津液之府，小便得此气化而出也。栀子豉汤治烦躁，烦者气也，躁者血也，气主肺，血主肾，故用栀子以治肺烦，用香豉以治肾躁。躁者，懊侬不得眠也。"《本草经疏》曰："栀子，清少阴之热，则五内邪气自去，胃中热气亦除。"栀子善清血中郁热，用栀子治肺烦。味苦寒。主五内邪气，热邪之气。胃中热气，黄色入阳明，性寒能清热。面赤，酒鼻，白癞、赤癞，疮疡。此皆肉肌之病，乃阳明之表证也。栀子正黄，亦得金色，故为阳明之药。但其气体清虚，走上而不走下，故不入大肠而入胃，胃在上焦故也。胃家之蕴热，唯此为能除之。又胃主肌肉，肌肉有近筋骨者，有近皮毛者，栀子形似肺，肺主皮毛，故专治肌肉热毒之见于皮毛者也。

脾虚便溏，食少者忌用。

优质品：以个小，完整，仁饱满，内外色红者为佳。

（三）桑白皮

来源：为桑科植物桑的干燥根皮。秋末叶落时至次春发芽前采挖根部，刮去黄棕色粗皮，纵向剖开，剥取根皮，晒干。

性味：甘，寒。

归经：归肺经。

功效：《神农本草经》："主伤中，五劳六极羸瘦，崩中，脉绝，补虚益气。"《药典》："泻肺平喘，利水消肿。"

临床：有泻肺火、降肺气、利小便之功。用于肺热喘咳，水肿胀满尿少，面目肌肤浮肿。治小儿肺盛，气急喘嗽：地骨皮、桑白皮（炒）各一两，甘草一钱（炙），锉散，入粳米一撮，水二小盏，煎七分，食前服（《小儿药证直诀》泻白散）。治卒小便多，消渴：桑根白皮，炙令黄黑，锉，以水煮之令浓，随意饮之；亦可纳少米，勿用盐（《肘后方》）。《本草纲目》曰："桑白皮，长于利小水，乃实则泻其子也，故肺中有水气及肺火有余者宜之。"临床上常用桑白皮丝，或蜜炙桑白皮丝（寒性稍缓而兼润肺，更宜年老体虚肺热喘咳者）。地骨皮、桑白皮均能清肺中火热，但地骨皮入肺经血分，降肺中伏火，兼能益肾除虚热。桑白皮入肺经气分，泻肺中实火，兼能利水消肿。车前子利水，偏于利水之下窍。桑白皮利水，偏于利水之上源。桑白皮用蜜炙后，可稍减其寒性，并可有些润肺的功用。利水须用生桑皮。肺气虚及风寒咳嗽者慎用，肺虚，小便利者禁用。

优质品：以色白，皮厚，粉性足者为佳。

（四）枇杷叶

来源：为蔷薇科植物枇杷的干燥叶。

性味：苦，微寒。

归经：归肺、胃经。

功效：《名医别录》："主卒碗不止，下气。"《药典》："清肺止咳，降逆止呕。"

临床：用于肺热咳嗽，气逆喘急，胃热呕逆，烦热口渴。枇杷叶善清降肺气。《滇南本草》曰："止咳嗽，消痰定喘，能断痰丝，化顽痰，散吼喘，止气促。"本品具清热和胃、降气止呕的功效，用于治疗胃气失和，气逆而呕，或胃热火逆而致干哕或吐物热臭酸腐，口渴等症，可配合竹茹、茯苓、槟榔、生姜、半夏、佩兰、苏子等同用。《本草纲目》曰："和胃降气，清热解暑毒，疗脚气。"临床常用去毛（不去恐令人咳不止）、切丝、蜜炙枇杷叶。桑白皮与枇杷叶均能治肺热咳嗽，但桑白皮兼能泻肺行水，枇杷叶兼能降气和胃。马兜铃与枇杷叶，都能清肺热，但马兜铃兼能清大肠热而治痔疮，枇杷叶兼能清胃热而降逆止呕。胃寒呕吐及风寒咳嗽者忌之。

优质品：以叶大，色灰绿，不破碎者为佳。炙枇杷叶以光洁无毛，丝长，色棕黄，有蜜香气，干燥不黏为佳。

（五）浙贝母

来源：为百合科植物浙贝母的干燥鳞茎。

性味：味苦，微寒。

归经：归肺、心经。

功效：《本草正义》："大治肺痈肺萎，咳喘，吐血，衄血，最降痰气，善开郁结，止疼痛，消胀满，清肝火，明耳目，除时气烦热，黄疸淋闭，便血溺血；解热毒，杀诸虫及疗喉痹，瘰疬，乳痈发背，一切痈疡肿毒，湿热恶疮，痔漏，金疮出血，火疮疼痛，较之川贝母，清降之功，不啻数倍。"《药典》："清热散结，化痰止咳。"

临床：用于风热犯肺，痰火咳嗽，肺痈，乳痈，瘰疬，疮毒。浙贝母善清热泄降，治疗外感引起的肺热咳嗽，与菊花、桑叶、杏仁、桔梗、前胡等配伍使用。对于痰火郁结（气有余便是火）而致颈部瘰疬，肿大疼痛，疮疡肿毒等初起，局部硬结肿痛者，可用本品散郁清热，消痰散结，常配合生牡蛎、玄参、夏枯草、香附、海藻、金银花、红花、赤芍、炮山甲等同用。《本草正义》曰："象贝母苦寒泄降，而能散结。"《神农本草经》曰："主伤寒烦热、淋沥邪气。"《名医别录》曰："止烦、热、渴、出汗，皆泄降除热也。象贝通治阳证痈疡，消肿退热，有奇效。"《本经逢原》曰："贝母，川者味甘最佳，西者味薄次之，象山者微苦又次之，一种大而苦者仅能解毒。并去心用。凡肺经药皆当去心，不独贝母也。"浙贝母入汤剂多煎服。有湿、停食、脾胃虚寒者，均忌用。

优质品：以鳞叶肥厚，表面及断面白色，粉性足，产于浙江者为佳。

（六）瓜蒌

来源：为葫芦科植物瓜蒌或双边瓜蒌的干燥成熟果实。

性味：甘、微苦，寒。

归经：归肺、胃、大肠经。

功效：《名医别录》："主胸痹。"《药典》："清热涤痰，宽胸散结，润燥滑肠。"

临床：用于肺热咳嗽，痰浊黄稠，胸痹心痛，结胸痞满，乳痈，肺痈，肠痈肿痛，大便秘结。痰热壅肺，肺失清肃，而见胸闷咳嗽，痰黄黏稠，不易咯出者，瓜蒌皮可与黄芩、枳实、贝母、桔梗等配伍。瓜蒌皮治咽喉语声不出，以瓜蒌皮（细锉，慢火炒赤黄）、白僵蚕（去头，微炒黄）、甘草（锉，炒黄色）各等分，上为细末（《御药院方》发声散）。治乳痈肿痛常与蒲公英、乳香、炮山甲等同用。痰浊痹阻，胸阳不振，常与薤白同用。瓜蒌皮善清热涤痰，宽胸散结。瓜蒌子长于润肠通便，用时需炒并打破。根名天花粉，能清热生津，消脓排肿。脾虚湿痰不宜用瓜蒌皮。

优质品：以表面橙红色或橙黄色，皱缩或较光滑，质脆，易破，具焦糖气，味微酸、甜者为佳。

（七）鱼腥草

来源：为三白草科植物蕺菜的干燥地上部分。

性味：辛，微寒。

归经：归肺经。

功效:《名医别录》:"主蝼蛄溺疮。"《药典》:"清热解毒，消痈排脓，利尿通淋。"

临床：用于肺痈吐脓，痰热喘咳，热痢，热淋，痈肿疮毒。鱼腥草配桔梗、天花粉、侧柏叶等治肺痈。鱼腥草配厚朴、连翘、金银花等治病毒性肺炎、支气管炎、感冒。单用或配伍用还能治疗痔疮、热淋等。虚寒证及阴性外疡忌服。

优质品：以淡红褐色，茎叶完整，无泥土等杂质，有鱼腥气，味微涩者产于四川、重庆者为佳。

（八）蝉蜕

来源：为蝉科昆虫黑蚱的幼虫羽化时脱落的皮壳。

性味：甘，寒。

归经：归肺、肝经。

功效:《本草纲目》:"治头风眩运，皮肤风热，痘疹作痒，破伤风及疔肿毒疮，大人失音，小儿噤风天吊，惊哭夜啼，阴肿。"《药典》:"散风除热，利咽，透疹，退翳，解痉。"

临床：用于风热感冒，咽痛，音哑，麻疹不透，风疹瘙痒，目赤翳障，惊风抽搐，破伤风。配合薄荷、牛蒡子治疗外感风热，发热恶寒，咳嗽，以及风疹、皮肤瘙痒等症。与薄荷、牛蒡子、连翘、桔梗、甘草配合应用治疗咽喉肿痛以及音哑等症。蝉蜕既能祛外风，又能息内风而定惊解痉，对破伤风出现四肢抽搐者，可配全蝎等同用；对惊风、小儿夜啼出现惊痫不安，可配钩藤等同用。孕妇慎服。

优质品：以色黄、体轻、完整、无泥沙者为佳。

（九）金银花

来源：为忍冬科植物忍冬的干燥花蕾或带初开的花。

性味：甘，寒。

归经：归肺、心、胃经。

功效：《滇南本草》："性寒味苦清解，解诸疮，痈疽发背，丹流瘰疬。"《药典》："清热解毒，凉散风热。"

临床：善宣散风热，清解血毒。用于痈肿疔疮，喉痹，丹毒，热毒血痢，风热感冒，温病发热。配合连翘、牛蒡子、薄荷等用于外感风热或温病初起。配伍蒲公英、地丁草、连翘、丹皮、赤芍等用于疮痈肿毒、咽喉肿痛。脾胃虚寒及气虚疮疡脓清者忌服。

优质品：以花未开放，色黄白，肥大，气香，味微苦，产于河南密县者为佳。

（十）射干

来源：为鸢尾科植物射干的干燥根茎。

性味：苦，寒。

归经：归肺经。

功效：《神农本草经》："主咳逆上气，喉痹咽痛，不得消息，散结气，腹中邪逆，食饮大热。"《药典》："清热解毒，消痰，利咽。"

临床：用于热毒痰火郁结，咽喉肿痛，痰涎壅盛，咳嗽气喘。清热毒、消肿痛配伍牛蒡子、桔梗、甘草等。消痰配伍麻黄、紫菀、款冬等。清热利咽配牛蒡子或黄芩。无实火及脾虚便溏者不宜久服，久服令人虚。《本草纲目》曰："多服泻人。"孕妇忌服。现在药房常见射干和川射干两种同属不同种的来源，射干疗效为佳，色淡的川射干较次。

优质品：以肥壮，肉色黄，无毛须，气微，味苦者为佳。

（十一）竹茹

来源：为禾本科植物青秆竹、大头典竹或淡竹的茎秆的干燥中间层。

性味：甘，微寒。

归经：归肺、胃经。

功效：《本草正义》："治肺痿唾痰，吐血，妇人血热崩淋，胎动，及小儿风热癫痫，痰气喘咳，小水热涩。"《药典》："清热化痰，除烦止呕。"

临床：用于痰热咳嗽，胆火夹痰，烦热呕吐，惊悸失眠，中风痰迷，舌强不语，胃热呕吐，妊娠恶阻，胎动不安。主治胃热呕吐如竹茹汤（《普济本事方》）。主治中风痰迷心窍如涤痰汤（《济生方》）。主治胆胃不和，痰热内扰如温胆汤（《三因极一病证方论》）。清热痰宜生用，热证不显著，重在止呕化痰宜用姜制竹茹。寒痰咳喘、胃寒呕逆及脾虚泄泻者禁服。

优质品：以色黄绿，丝均匀、细软，气清香，味淡者为佳。

（十二）海蛤壳

来源：为帘蛤科动物青蛤等几种海蛤的贝壳。

性味：咸、寒。

归经：归肺、胃经。

功效：《神农本草经》："主治咳逆上气，喘息，烦满，胸痛寒热。"《药典》："清肺化痰，软坚散结。"

临床：善清肺热而化痰，清火。本品寒能清热，咸可软坚，故能清肺热，化稠痰，消瘿散结，用于肺热引起的痰热喘嗽，胸痞胁痛以及由痰核所引起的瘿瘤、瘰疬等，并有利水消肿、制酸止痛作用，又可用于腹水、浮肿、胃痛、吐酸等。治咳喘痰多配伍半夏、桑白皮、苏子、贝母等。治水肿，咳逆上气加桑白皮、葶苈子、甘遂等同用。海蛤壳宜打碎生用。

气虚有寒、中阳不运者慎用。

优质品：以质坚硬，断面有层纹，里面色白，粉末瓷白色，无臭，味淡者为佳。

（十三）百合

来源：为百合科植物卷丹、百合或细叶百合的干燥肉质鳞叶。

性味：甘，寒。

归经：归心、肺经。

功效：《神农本草经》："主邪气腹胀、心痛。利大小便，补中益气。"《药典》："养阴润肺，清心安神。"

临床：善养肺阴，用于阴虚久咳，痰中带血。善滋心阴而用于虚烦惊悸，失眠多梦，精神恍惚。善治阴虚内热，虚多邪少，损及百脉的百合病，如百合地黄汤、百合鸡子黄汤、百合知母汤等。百合亦长于治疗阴虚失眠。风寒痰嗽，中寒便滑者忌服。味酸色白熏过硫黄者勿用。

优质品：以瓣匀肉厚，色黄白，质坚，筋少，气微，味微苦者为佳。

（十四）玄参

来源：为玄参科植物玄参的干燥根。

性味：甘、苦、咸，微寒。

归经：归肺、胃、肾经。

功效：《神农本草经》："主腹中寒热积聚，女子产乳余疾，补肾气，令人明目。"《药典》："凉血滋阴，泻火解毒。"

临床：玄参咸寒，质润多液，功能滋阴降火、解毒、利咽。用于热病伤阴，舌绛烦渴，温毒发斑，津伤便秘，骨蒸劳嗽，目赤，咽痛，瘰疬，白喉，痈肿疮毒。配生地黄、丹皮、赤芍则清热凉血；配大生地、麦冬、石斛则滋阴增液；配牛蒡子、蝉蜕、板蓝根则解毒利咽；配大生地、石决明、密蒙花则明目退翳；配牡蛎、贝母、夏枯草则散结消瘰；配金银花、当归、甘草则解毒消肿。《品汇精要》曰："消咽喉之肿，泻无根之火。"《本草纲目》曰："滋阴降火，解斑毒，利咽喉，通小便血滞。"玄参滋养肾阴的功效，与地黄相近，故两药常配合同用。但玄参苦泄滑肠而通便，泻火解毒而利咽，临床应用范围较为广泛，一般不作长服的滋补之剂；地黄则功专补肾养阴，可作为久用的滋阴药品。脾胃有湿及脾虚便溏者忌服。

优质品：以支条肥大，皮细，质坚，芦头修净，肉色乌黑，无臭或微有焦糊气，味甘、微苦咸，嚼之柔润，产于浙江者为佳。

（十五）北沙参

来源：为伞形科植物珊瑚菜的干燥根。

性味：甘、微苦，微寒。

归经：归肺、胃经。

功效：《本草从新》："专补肺阴，清肺火，治久咳肺痿。"《药典》："养阴清肺，益胃生津。"

临床：功善补肺胃阴，用于肺热燥咳，劳嗽痰血，热病津伤口渴。治阴虚火炎，咳嗽无痰，骨蒸劳热，肌皮枯燥，口苦烦渴等证。治一切阴虚火炎，似虚似实，逆气不降，消气不升，烦渴咳嗽，胀满不食。注意北沙参与南沙参的区别，北沙参质坚实善养肺胃之阴，南沙参质空虚善补脾肺之气。北沙参宜入汤剂和丸散剂。风寒作嗽及肺胃虚寒者忌服。

优质品：以秋季采收，根条细长，均匀色白，质坚实，气微，味甘者为佳。

（十六）麦冬

来源：为百合科植物麦冬（沿阶草）的干燥块根。

性味：甘，微苦，微寒。

归经：归心、肺、胃经。

功效：《神农本草经》："主心腹结气，伤中伤饱，胃络脉绝，羸瘦短气。"《药典》一部："养阴生津，润肺清心。"

临床：善养胃阴及肺阴，用于肺燥干咳。虚痨咳嗽，津伤口渴，心烦失眠，内热消渴，肠燥便秘，咽白喉。治燥伤肺胃阴分，或热或咳者，用《温病条辨》沙参麦冬汤。治吐血，衄血不止，用《太平圣惠方》麦门冬饮子。治肺痈涕唾涎沫，吐脓如粥，用《圣济总录》麦门冬汤。治阳明温病，无上焦症，数日大便不通，当下之，若其人阴素虚，不可行承气者，用《温病条辨》增液汤。治热伤元气，肢体倦怠，气短懒言，口干作渴，用《备急千金要方》生脉散。脾胃虚寒泄泻，胃有痰饮湿浊及暴感风寒咳嗽者均忌服。

优质品：以表面淡黄白色，肥大，质柔，气香，味甜，嚼之发黏者为佳。

（十七）知母

来源：百合科植物知母的干燥根茎。

性味：苦、甘，寒。

归经：归肺、胃、肾经。

功效：《神农本草经》："主消渴热中，除邪气肢体浮肿，下水，补不足，益气。"《药典》："清热泻火，生津润燥。"

临床：用于外感热病，高热烦渴，肺热燥咳，骨蒸潮热，内热消渴，肠燥便秘。知母苦寒，上能清肺热，中能清胃火，故适用于肺胃有实热的病证。本品和石膏同用，可以增强石膏的清热泻火作用。知母能泻肺火而滋肾，故不仅能清实热，且可清虚热。在临床上多与黄柏同用，配入滋阴药中，如知柏地黄丸，治阴虚火旺、潮热骨蒸等证；又本品配养阴润肺药如沙参、麦冬、川贝等品，可用于肺虚燥咳；配清热生津药如天花粉、麦冬、粉葛根等品，可用治消渴。知母性味苦寒而不燥，上能清肺，中能凉胃，下能泻肾火，配以黄芩，则泻肺火；配石膏，则清胃热；盐知母配盐黄柏，则泻肾火。知母既能清实热，又可退虚热，但它滋阴生津的功效较弱，用于阴虚内热、肺虚燥咳及消渴等证，须与滋阴药配伍，始能发挥它的作用。本品能润燥滑肠，故脾虚便溏者不宜使用。

优质品：以肥大，质硬，表面被金黄色绒毛，断面黄白色无臭，味甘而苦，带黏性者为佳。

（十八）白及

来源：为兰科植物白及的干燥块茎。

性味：苦、甘、涩，微寒。

归经：归肺、肝、胃经。

功效：《神农本草经》："主痈肿恶疮败疽，伤阴死肌，胃中邪气，贼风痱缓不收。"《药典》："收敛止血，消肿生肌。"

临床：用于咳血吐血，外伤出血，疮疡肿毒，皮肤皲裂。肺结核咳血，溃疡病出血。《医学启蒙》白及散治肺萎。与藕节、枇杷叶同用治咯血。白及，性涩而收，故能入肺止血，生肌治疮。外感咳血，肺痈初起及肺胃有实热者忌服。止血用白及粉较好。

优质品：以根茎肥厚，色白明亮，个大坚实，无须根，气无，味淡而微苦，并有黏性者为佳。

（十九）猪苓

来源：为多孔菌科真菌猪苓的干燥菌核。

性味：甘、淡，平。

归经：归肾、膀胱经。

功效：《神农本草经》："主痎疟，利水道。"《药典》："利水渗湿。"

临床：用于小便不利，水肿，泄泻，淋浊，带下。用于小便不利、水肿等证，常与茯苓、泽泻等品同用（如五苓散）；阴虚者配阿胶、滑石等同用（如猪苓汤）。凡湿注带下，湿浊淋病，湿热泄泻等证，都可配合其他利水渗湿药或清热燥湿药同用。《伤寒论》猪苓汤治脉浮发热，渴欲饮水，小便不利。《药品化义》曰："猪苓味淡，淡主于渗，入脾以通水道，用治水泻湿泻，通淋除湿，消水肿，疗黄疸，独此为最捷，故云与琥珀同功。但不能为主剂，助补药以实脾，领泄药以理脾，佐温药以暖脾，同凉药以清脾，凡脾虚甚者，恐泄元气，慎之。"无水湿者忌服。

优质品：以个大，外皮黑褐色光亮，肉色粉白，体较重，气无，味淡者为佳。

（二十）泽泻

来源：为泽泻科植物泽泻的块茎。

性味：甘，寒。

归经：归肾、膀胱经。

功效：《神农本草经》："主风寒湿痹，乳难，消水，养五脏，益气力，肥健。"《药典》："利小便，清湿热。"

临床：最善渗泄水道，通行小便，用于小便不利，水肿胀满，泄泻尿少，痰饮眩晕，热淋涩痛，高血脂。治小便不利、水肿、淋浊、带下等证，常与茯苓、猪苓、车前子等配伍；治泄泻及痰饮所致的眩晕，可与白术配伍。此外，肾阴不足、虚火亢盛，与地黄、山茱萸等同用，有泻相火作用。泽泻利水力佳，实有伤阴之可能，更无补阴之效用，张景岳谓："补阴不利水，利水不补阴。"故临床应用须注意。《金匮要略》泽泻汤治心下有支饮，其人苦冒眩。五苓散主水蓄渴烦，小便不利，或吐或泻。肾虚精滑无湿热者禁服。

优质品：以个大，质坚，色黄白，粉性足，气微香，味微苦者为佳。

三、补益类

（一）白术

来源：为菊科植物白术的根茎。

性味：苦、甘，温。

归经：归脾、胃经。

功效：《神农本草经》："主风寒湿痹，死肌，痉，疸，止汗，除热消食。"《药典》："健脾益气，燥湿利水，止汗，安胎。"

临床：用于脾虚食少，腹胀泄泻，痰饮眩悸，水肿，自汗，胎动不安。土白术健脾，和胃，安胎。用于脾虚食少，泄泻便溏，胎动不安。《金匮要略》白术附子汤，治伤寒八九日，风湿相搏，身体疼烦，不能自转侧，不呕不渴，脉浮虚而涩，大便坚，小便自利者。《太平圣惠民和剂局方》四君子汤、《太平圣惠民和剂局方》参苓白术散、《丹溪心法》白术丸，治脾虚泄泻。白术常用有生白术、麸炒白术、土炒白术三个炮制品种，生品长于燥湿（湿困脾胃及风湿疼痛等），麸炒长于健脾（脾气虚而运化不力），土炒增强实脾止泻作用（伏龙甘能涩肠止泻）。阴虚燥渴，气滞胀闷者忌服。

优质品：以个大，表面灰黄色，断面黄白色，有云头，质坚实，气香，味甜微辛，浙江於潜产者为佳。

（二）茯苓

来源：为多孔菌科植物茯苓菌核。

性味：味甘，性平。

归经：归心、肺、脾、肾经。

功效：《神农本草经》："主胸胁逆气，忧恚，惊邪，恐悸，心下结痛，寒热烦满，咳逆，口焦舌干，利小便。久服安魂养神，不饥延年。"《药典》："健脾利湿、安神。"

临床：茯苓淡渗利湿，脾土喜燥恶润，水湿得利则脾土健运。土湿不运，升降倒行，水木下陷而寒生，火金上逆而热作，百病之来，莫不因此。茯苓泻水燥土，冲和淡荡，百病皆宜，至为良药。利水渗湿功效用于水肿尿少，痰饮眩悸，如五苓散。健脾宁心功效用于脾虚食少，便溏泄泻，心神不安，惊悸失眠，如参苓白术散。茯苓为健脾利湿的要药，如苓桂术甘汤及真武汤皆以茯苓为君药。茯苓入汤剂宜用薄片或打碎后用，以茯苓丁入煎剂难煮透而效差。虚寒精滑或气虚下陷者忌服。

优质品：以个大，质实，色白，无杂质，气微，味淡者为佳。

（三）人参

来源：为五加科植物人参的干燥根。

性味：甘、微苦，平。

归经：归脾、肺、心经。

功效：《神农本草经》："主补五脏，安精神，止惊悸，除邪气，明目，开心益智。"《药典》："大补元气，复脉固脱，补脾益肺，生津，安神。"

临床：补五脏六腑之气，保中守神，主五劳七伤，一切虚证。用于体虚欲脱，肢冷脉微，脾虚食少，肺虚喘咳，津伤口渴，内热消渴，久病虚羸，惊悸失眠，阳痿宫冷，心力衰竭，心源性休克。如《太平惠民和剂局方》四君子汤治营卫气虚，脏腑怯弱，心腹胀满，全不思食，肠鸣泄泻，呕哕吐逆。《金匮要略》人参汤治胸痹心中痞气，气结在胸，胸满，胁下逆抢心。参附汤治亡阳虚脱。生晒参主气虚证，红参补气兼温心脾阳气，山参大补元气而平和不燥。人参入汤剂宜单煎或隔水炖汁兑入药汤或打粉冲服，不宜与众药合煎。实证热证慎用。

优质品：山参以支大、浆足、纹细、芦长、碗密，有圆芦及珍珠点者为佳。园参以身长、支大、芦（根茎）长，参龄五年以上者为佳。

（四）党参

来源：为桔梗科植物党参、素花党参（西党参）或川党参的干燥根。

性味：甘，平。

归经：归脾、肺经。

功效：《本草从新》："补中益气，和脾胃，除烦渴。"《药典》："补中益气，健脾益肺。"

临床：用于脾肺虚弱，气短心悸，食少便溏，虚喘咳嗽，内热消渴。如《得配本草》上党参膏，清肺金，补元气，开声音，助筋力；《喉科紫珍集》参芪安胃散治服寒凉峻剂，以致损伤脾胃，口舌生疮。党参与人参异同，《本草正义》云："党参力能补脾养胃，润肺生津，健运中气，本与人参不甚相远。其尤可贵者，则健脾运而不燥，滋胃阴而不湿，润肺而不犯寒凉，养血而不偏滋腻，鼓舞清阳，振动中气，而无刚燥之弊。且较诸辽参之力量厚重，而少偏于阴柔，高丽参之气味雄壮，而微嫌于刚烈者，尤为得中和之正，宜乎五脏交受其养，而无往不宜也。特力量较为薄弱，不能持久，凡病后元虚，每服二三钱，止足振动其一日之神气，则信乎和平中正之规模，亦有不耐悠久者。然补助中州而润泽四隅，故凡古今成方之所用人参，无不可以潞党参当之，即凡百证治之应用人参者，亦无不可以潞党参投之。"党参常切片或断，生用，或米炒或麸炒后用。党参甘平清肺益气，炒党参性温，重在补中益气健脾。实证、热证慎用；正虚邪实证，不宜单独应用。

优质品：以根条肥大、粗实，皮紧，横纹多，有狮子盘头，气香，味甜者为佳。

（五）大枣

来源： 为鼠李科枣属植物枣的干燥成熟果实。

性味： 甘，温。

归经： 归脾、胃经。

功效：《神农本草经》："主心腹邪气，安中养脾，助十二经。平胃气，通九窍，补少气、少津液，身中不足，大惊，四肢重，和百药。"《药典》："补中益气，养血安神。"

临床： 用于脾虚食少，乏力便溏，妇人脏躁。配白术、干姜、鸡内金治脾胃湿寒；配人参补气。《金匮要略》甘麦大枣汤治妇人脏躁，喜悲伤，欲哭。《长沙药解》："大枣，补太阴之精，化阳明之气，生津润肺而除燥，养血滋肝而息风，疗脾胃衰损，调经脉虚芤。其味浓而质厚，则长于补血，而短于补气。人参之补土，补气似生血也；大枣之补土，补血以化气也，是以偏补脾精而养肝血。凡内伤肝脾之病，土虚木燥，风动血耗者，非此不可。而尤宜于外感发表之际，盖汗血一也，桂枝汤开经络而泄荣郁，不以大枣补其荣阴，则汗出血亡，外感去而内伤来矣。故仲景于中风桂枝诸方皆用之，补泻并行之法也。十枣汤、葶苈大枣数方悉是此意。唯伤寒荣闭卫郁，义在泄卫，不在泄荣，故麻黄汤不用也。"大枣入汤剂宜劈破，入丸散宜去核。凡有湿痰、积滞、齿病、虫病者，均不相宜。

优质品：以色红，肉厚，饱满，核小，味甜者为佳。

（六）阿胶

来源：为马科动物驴的皮经煎煮、浓缩制成的固体胶。

性味：甘，平。

归经：归肺、肝、肾经。

功效：《神农本草经》："主心腹内崩，劳极洒洒如疟状，腰腹痛，四肢酸疼，女子下血。安胎。久服益气。"《药典》："补血滋阴，润燥，止血。"

临床：阿胶之功重在补血之阴，用于血虚萎黄，眩晕心悸，肌痿无力，心烦不眠，虚风内动，肺燥咳嗽，劳嗽咯血，吐血尿血，便血崩漏，妊娠胎漏。《金匮要略》胶艾汤治妇人有漏下者，有半产后因续下血，都不绝者，有妊娠下血者。《圣济总录》阿胶饮治久咳嗽。阿胶宜用黄酒浸泡后烊化兑服，脾胃虚弱者宜炮制成阿胶珠后用。脾胃虚弱者慎服。

优质品：以色乌黑、光亮、透明，无腥臭气，经夏不软，气微，味微甜者为佳。

（七）山药

来源：为薯蓣科植物薯蓣的干燥根茎。

性味：甘，平。

归经：归脾、肺、肾经。

功效：《神农本草经》："主伤中，补虚，除寒热邪气，补中益气力，长肌肉，久服耳目聪明。"《药典》："补脾养胃，生津益肺，补肾涩精。"

临床：用于脾虚食少，久泻不止，肺虚喘咳，肾虚遗精，带下，尿频，虚热消渴。麸炒山药补脾健胃。用于脾虚食少，泄泻便溏，白带过多。《圣济总录》山芋丸治脾胃虚弱，不思进饮食。配伍苍术治湿热虚泄。山药，乃药食同用之品，古人用入汤剂，谓其补脾益气除热。然气虽温却平，为补脾肺之阴，是以能润皮毛、长肌肉，不似黄芪性温能补肺阳，白术苦燥能补脾阳也。且其性涩，能治遗精，味甘兼咸，又能益肾强阴，故六味地黄丸用此以佐地黄。然性虽阴而滞不甚，故能渗湿以止泄泻。生捣敷痈疮，消肿硬，亦是补阴退热之意。至云补阳消肿，补气除滞，理虽可通，语涉牵混，似非正说。至入汤剂以治火虚危症，难图近功，必多用之方愈，以其秉性和缓故耳。入滋阴药中宜生用，入补脾宜炒黄用。湿盛中满或有实邪、积滞者禁服。

优质品：以质坚实，粉性足，色洁白，气微，味微甘酸，嚼之发黏者为佳。

（八）蛤蚧

来源：为壁虎科动物大壁虎除去内脏的干燥体。

性味：咸，温。

归经：入肺、肾经。

功效：《证类本草》："主久肺痨传尸，杀鬼物邪气，疗咳嗽，下淋沥，通水道。"《药典》："补肺益肾，纳气定喘，助阳益精。"

临床：蛤蚧功善补肺气、益肾精，用于肺肾不足，虚喘气促，劳嗽咳血，阳痿，遗精，肺痿，消渴，腰膝无力等。蛤蚧多入丸散或酒剂，也可水煎服。著名的蛤蚧酒就常用于补肾壮阳，但对喘咳者，酒有刺激性，反为不利，最好还是焙干、酥制、酒制、研碎和药冲服。以补肺益精，纳气定喘为主则用焙干或酥制品；以补肾壮阳，治疗精血亏虚的阳痿为主则用酒制品。外感风寒咳喘忌服。

优质品：以体形肥大，尾完整不残，气腥，味微咸者为佳。

（九）核桃仁

来源：为胡桃科植物山核桃的种仁。

性味：甘，平。

归经：归肺、肾经。

功效：《药典》："补肾，温肺，润肠。"

临床：主治腰膝酸软、隐痛，虚喘久咳，精枯肠燥之便秘。能补养气血，润燥化痰，益命门，利三焦，温肺润肠。《医学衷中参西录》曰："为滋补肝肾、强健筋骨之要药，故善治腰疼腿疼，一切筋骨疼痛。为其能补肾，故能固齿牙、乌须发，治虚劳喘嗽，气不归元，下焦虚寒，小便频数，女子崩带诸证。其性又能消坚开瘀，治心腹疼痛，砂淋、石淋，杜塞作疼，肾败不能漉水，小便不利。"入汤剂宜压碎，入丸散膏剂宜炒香用。变色走油者不可药用。

优质品：以皮色黄白至棕黄，肉色白，油润气香干燥者为佳。

（十）枸杞子

来源：为茄科植物宁夏枸杞的干燥成熟果实。

性味：甘，平。

归经：归肝、肾经。

功效：《药性论》："能补益精诸不足，易颜色，变白，明目，安神。"《药典》："滋补肝肾，益精明目。"

临床：枸杞最善补肝肾真阴，用于虚劳精亏，腰膝酸痛，眩晕耳鸣，内热消渴，血虚萎黄，目昏不明。杞菊地黄丸治肝肾不足，生花歧视，或干涩眼痛。四神丸治肾经虚损眼目昏花，或云翳遮睛。《本草衍义》曰："《本经》所列气、主治，盖通根、苗、花、实而言，初无分别也，后世以枸杞子为滋补药，地骨皮为退热药，始分而二之。窃谓枸杞苗叶，味苦甘而气凉，根味甘淡气寒，子味甘气平，气味既殊，则功用当别，此后人发前人未到之处者也。"外邪实热，脾虚有湿及泄泻者忌服。

优质品：以长纺锤形，一端有白色果柄痕，粒大、肉厚、种子少，色红，质柔软，无臭，味甜者为佳。

（十一）熟地黄

来源：为玄参科植物地黄或怀庆地黄的根茎，经加工蒸晒而成。

性味：甘，微温。

归经：归肝、肾经。

功效：《本草纲目》："填骨髓，长肌肉，生精血，补五脏、内伤不足，通血脉，利耳目，黑须发，男子五劳七伤，女子伤中胞漏，经候不调，胎产百病。"《药典》："滋阴补血，益精填髓。"

临床：用于肝肾阴虚，腰膝酸软，骨蒸潮热，盗汗遗精，内热消渴，血虚萎黄，心悸怔忡，月经不调，崩漏下血，眩晕，耳鸣，须发早白。如八味肾气丸治虚劳不足，大渴欲饮水，腰痛小腹拘急，小便不利。六味地黄丸治疗肾阴亏损，头晕耳鸣，腰膝酸软，骨蒸潮热，盗汗遗精。生地黄酒炒则不妨胃，熟地黄姜汁炒则不泥膈，砂仁、陈皮加黄酒蒸熟地则可以温补肾而不碍脾。脾胃虚弱，气滞痰多，腹满便溏者慎用。

优质品：以块根肥大、软润，内外乌黑有光泽，味甜，无沙粒感者为佳。

（十二）补骨脂

来源：为豆科植物补骨脂的干燥成熟果实。

性味：辛、苦，温。

归经：归肾、脾经。

功效：《药性论》："主男子腰疼，膝冷囊湿，逐诸冷痹顽，止小便利，腹中冷。"《药典》："温肾助阳，纳气平喘，温脾止泻。"

临床：用于阳痿遗精，遗尿尿频，腰膝冷痛，肾虚作喘，五更泄泻；外用治白癜风，斑秃。补骨脂，能暖水脏，阴中生阳，壮火益土之要药也。二神丸〔破故纸四两（炒香），肉豆蔻二两（生）〕治脾肾虚弱，全不进食。《本草纲目》云："补脾不若补肾，肾气虚弱则阳气衰劣，不能熏蒸脾胃，脾胃气寒，令人胸膈痞塞，不进饮食，迟于运化，或腹胁虚胀，或呕吐痰涎，或肠鸣泄泻，用破故纸补肾，肉豆蔻补脾。"补骨脂丸，补骨脂四两（炒香），菟丝子四两（酒蒸），胡桃肉一两（去皮），乳香、没药、沉香（各研）各三钱半，治下元虚败，脚手沉重，夜多盗汗。《方外奇方》云："破故纸收敛神明，能使心胞之火与命门之火相通，故元阳坚固，骨髓充实，涩以治脱也。胡桃润燥养血，血属阴恶燥，故油以润之，佐破故纸有木火相生之妙。"破故纸丸，破故纸（大者盐炒）、茴香（盐炒），治肾气虚冷，小便无度。阴虚火旺者忌服。

优质品：以粒大，色黑，饱满，坚实，无杂质，气微，味苦者为佳。

（十三）山茱萸

来源：为山茱萸科植物山茱萸的干燥成熟果肉。

性味：酸、涩，微温。

归经：归肝、肾经。

功效：《神农本草经》："主心下邪气寒热，温中，逐寒湿痹，去三虫。"《药典》："补益肝肾，涩精固脱。"

临床：补肾精、温肝血、助阳气、暖腰膝。用于眩晕耳鸣，腰膝酸痛，阳痿遗精，遗尿尿频，崩漏带下，大汗虚脱，内热消渴。为益阴圣丹、补髓神药。治腰痛，下焦风冷，腰脚无力配伍牛膝、桂心。益元阳，补元气，固元精，壮元神配伍补骨脂、当归。临床多用生山茱萸、醋山茱萸和酒山茱萸三种炮制品，用于涩精止带用醋山茱萸，补肾为主则用酒山茱萸。核勿用，用则滑精难收。凡强阳不痿，素有湿热，小便淋涩者忌服。

优质品：以无核，皮肉肥厚，色红油润，无臭，味酸而微涩者佳。

（十四）甘草

来源：为豆科植物甘草、胀果甘草或光果甘草的干燥根。

性味：甘，平。

归经：归心、肺、脾、胃经。

功效：《神农本草经》："主五脏六腑寒热邪气，坚筋骨，长肌肉，倍力，金疮肿，解毒。"《药典》："补脾益气，清热解毒，祛痰止咳，缓急止痛，调和诸药。"

临床：用于脾胃虚弱，倦怠乏力，心悸气短，咳嗽痰多，脘腹、四肢挛急疼痛，痈肿疮毒，缓解药物毒性、烈性。四君子汤治荣卫气虚，脏腑怯弱，心腹胀满，全不思食，肠鸣泄泻，呕哕吐逆。甘草干姜汤治肺痿吐涎沫而不咳者。炙甘草汤治伤寒脉结代，心动悸。芍药甘草汤用于四肢拘挛疼痛。《药品化义》曰："甘草，生用凉而泻火，主散表邪，消痈肿，利咽痛，解百药毒，除胃积热，去尿管痛，此甘凉除热之力也。炙用温而补中，主脾虚滑泻，胃虚口渴，寒热咳嗽，气短困倦，劳役虚损，此甘温助脾之功也。但味厚而太甜，补药中不宜多用，恐恋膈不思食也。"甘草，色黄味甘，主归太阴脾土，有升降浮沉，可上可下，可内可外，可和可缓，可补可泄之特性。甘能缓急，麻黄得甘草则不致发汗太过，附子得甘草则犹如以土覆火，徐徐温之，诸药得甘草皆不失度而各得所宜。清解调和用生品，补中益气用炙甘草。中满、速下者勿用。

优质品：以外皮细紧、有皱沟，红棕色，质坚实，粉性足，断面黄白色，味甜者为佳。

（十五）陈皮

来源：为芸香科植物橘及其栽培变种的干燥成熟果皮。

性味：苦、辛，温。

归经：归肺、脾经。

功效：《本草经解》："主胸中瘕热逆气，利水谷，久服去臭，下气通神。"《药典》："理气健脾，燥湿化痰。"

临床：陈皮味苦能燥湿化痰，辛能行能散以理气宽胸。用于胸脘胀满，食少吐泻，咳嗽痰多。陈皮留白理气和中，去白利膈消痰。同术补脾，同甘草补肺，同补气药补气，同破气药破气，同消痰药去痰，同消食药化食，各从其类以为用也。配伍人参、首乌、桂枝、归身、姜皮，治三日疟寒多。配伍白蔻、生姜、藿香、半夏，治寒痰。配伍白茯、甘草、半夏，治痰证。同生姜，治呕哕。配甘草丸，治痰涎上泛。同白术丸，治脾虚胀满，不思饮食。

优质品：以外皮深褐色，皮瓤薄，半透光，放在手上觉得很轻身而又容易折断，味香，产于广东新会，存放三年以上者为佳。

（十六）枳壳

来源：为芸香科植物酸橙及其栽培变种的干燥未成熟果实。

性味：苦、辛、酸，温。

归经：归脾、胃经。

功效：理气宽中，行滞消胀。

临床：枳壳善理气，治气积，用于胸胁气滞，胀满疼痛，食积不化，痰饮内停，胃下垂，脱肛，子宫脱垂。配伍木香治疗伤寒呃噫；配伍乌梅、黄连治疗便血；配升麻治疗子宫脱垂。枳壳与枳实辨析：王好古云："枳壳主高，枳实主下，高者主气，下者主血，故壳主胸膈皮毛之病，实主心腹脾胃之病，大同小异。"《本草纲目》："枳实、枳壳，气味功用俱同，上世亦无分别，魏、晋以来，始分实、壳之用。大抵其功皆能利气，气下则痰喘止，气行则痞胀消，气通则痛刺止，气利则后重除，故以枳实利胸膈，枳壳利肠胃，然张仲景治胸痹痞满，以枳实为要药，诸方治下血痔痢，大肠秘塞，里急后重，又以枳壳为通用，则枳实不独治下，而枳壳不独治高也。盖自飞门至魄门，皆肺主之，三焦相通，一气而已，则二物分之可也，不分亦无妨。"枳壳宜麸炒后用。脾胃虚弱及孕妇慎用。

优质品：以外果皮青褐色或褐色，内果皮黄白色，质坚硬，不易折断，气清香，味苦、微酸为佳。陈放二三年者更优。

（十七）石菖蒲

来源：为天南星科植物石菖蒲的干燥根茎。

性味：辛、苦，温。

归经：归心、胃经。

功效：《神农本草经》："主风寒湿痹，咳逆上气，开心孔，补五脏，通九窍，明耳目，出音声。"《药典》："化湿开胃，开窍豁痰，醒神益智。"

临床：菖蒲味辛气温，故主风寒湿邪之痹着。用于脘痞不饥，噤口下痢，神昏癫痫，健忘耳聋。《千金方》开心散（远志、人参各四分，茯苓二两，菖蒲一两）治好忘。《千金方》定志小丸治心气不定，五脏不足，甚者忧愁悲伤不乐，忽忽喜忘。《圣济总录》菖蒲散治风冷痹，身体俱痛。《本草纲目》曰："菖蒲气温，心气不足者用之，虚则补其母也。肝苦急，以辛补之是矣。"

优质品：以条粗，断面色类白，味苦、微辛，香气浓者为佳。

四、其他类（矿物类、收涩类）

（一）石膏

来源：为硫酸盐类矿物石膏的矿石。

性味：甘、辛，微寒。

归经：归肺、胃经。

功效：《神农本草经》："主中风寒热，心下逆气，惊喘，口干舌焦，不能息，腹中坚痛，产乳，金疮。"《药典》："清热泻火，除烦止渴。"

临床：善清解气分实热，故适用于肺胃实热的症候，常与知母相须为用，以增强清里热的作用。用于外感热病，高热烦渴，肺热喘咳，胃火亢盛，头痛，牙痛。石膏为清解气分实热的要药，凡热在气分而见壮热、汗出、烦渴，脉来洪大者，都可用寒凉的石膏以清热泻火。如与清热凉血药同用，治热盛发斑、神昏谵语等气营两燔的证候。石膏善清解肺胃郁热，如见邪热郁沸或胃火炽盛等证，均可使用。如白虎汤配知母，则清热泻火，可治阳明里热；如配麻黄，则清宣肺热，治肺热喘咳；配熟地黄，则清胃滋阴，治虚火牙痛；配人参，则清热益气，治热盛津气两伤。总体来说，大都是取它清解肺胃郁热之功。如《长沙药解》曰："清心肺，治烦躁，泄郁热，止燥渴，治热狂，火嗽，收热汗，消热痰，住鼻衄，调口疮，理咽痛，通乳汁，平乳痛，解火灼，疗金疮。"傅老尤推崇张锡纯用石膏之法。张氏认为生石膏凉而能散，有透表解肌之力，其性纯良。外感有实热者，放胆用之，直胜金丹。煅石膏内服伤人，尤擅长外用止血敛疮。脾胃虚寒及血虚、阴虚发热者忌服。

优质品：以块大色白，质松，纤维状，无杂石，无臭，味淡者为佳。

（二）赭石

来源：为氧化物类矿物赤铁矿的矿石。

性味：苦，寒。

归经：归肝、心、肺、胃经。

功效：《神农本草经》："主贼风蛊毒，腹中毒邪气，女子赤沃漏下。"《药典》："平肝潜阳，重镇降逆，凉血止血。"

临床：代赭石质重善降逆，主肝阳上亢之头痛、眩晕、心悸、癫狂、惊痫、呕吐、噫气、呃逆、噎膈、咳嗽、气喘，及气火上逆，迫血妄行之吐血、鼻衄、崩漏、便血、尿血。旋覆代赭汤治伤寒吐下后，心下痞硬，降胃气。张锡纯曾用赭石为主药，随证制宜配相应药物治多种胃气不降之吐衄诸证甚效。《长沙药解》曰："驱浊下冲，降摄肺胃之逆气，除哕噫而泄郁烦，止反胃呕吐，疗惊悸哮喘。"下部虚寒者，不宜用，阳虚阴痿者忌之，孕妇慎服。

优质品：以色棕红，有"钉头"，断面层叠状者为佳。

（三）龙骨

来源：为古代大型哺乳动物的骨骼化石。

性味：甘、涩，平。

归经：归心、肝、肾、大肠经。

功效：《神农本草经》："主咳逆，泄痢脓血，女子漏下，癥瘕坚结，小儿热气惊痫。"《药典》："镇惊安神，敛汗固精，止血涩肠，生肌敛疮。"

临床：龙骨质重善镇惊安神，味涩善固精止带，敛汗，敛疮生肌。治惊痫癫狂，怔忡健忘，失眠多梦，自汗盗汗，遗精淋浊，吐衄便血，崩漏带下，泻痢脱肛，溃疡久不收口。《本草求真》曰："龙骨功与牡蛎相同，但牡蛎咸涩入肾，有软坚化痰清热之功，此属甘涩入肝，有收敛止脱镇惊安魄之妙。"《本草经读》曰："惊痫癫痉，皆肝气上逆，夹痰而归并入心，龙骨能敛火安神，逐痰降逆，故为惊痫癫痉之圣药。痰，水也，随火而生，龙骨能引逆上之火、泛滥之水，而归其宅，若与牡蛎同用，为治痰之神品。"傅老遵张锡纯龙骨多生用，唯治女子崩漏证危急时用煅龙骨。有湿热、实邪者忌服。

优质品：以质硬脆，分层，有五色花纹，吸湿力强，无臭、无味者为佳。

（四）牡蛎

来源：为牡蛎科动物近江牡蛎、长牡蛎或大连湾牡蛎等的贝壳。

性味：咸，微寒。

归经：归肝、胆、肾经。

功效：《神农本草经》："主伤寒寒热，温疟洒洒，惊恚怒气，除拘缓鼠瘘，女子带下赤白。久服强骨节。"《药典》："重镇安神，潜阳补阴，软坚散结。"

临床：牡蛎质重能镇惊，味咸能软坚，用于惊悸失眠，眩晕耳鸣，瘰疬痰核，癥瘕痞块。煅牡蛎收敛固涩。用于自汗盗汗，遗精崩带，胃痛吞酸。生牡蛎强于补阴，治一切阴虚动风之证，如镇肝息风汤用于阴亏阳亢，肝风内动之中风证。大定风珠治疗温病后期之阴虚动风证。三甲复脉汤治疗温邪深入下焦，热深厥甚，心中憺憺大动，甚或心胸疼痛，脉象细促者。虚而有寒者忌之。

优质品：以个大，整齐，里面光洁，味微咸者为佳。

（五）磁石

来源：为氧化物类矿物尖晶石族磁铁矿矿石。

性味：咸，寒。

归经：归肝、心、肾经。

功效：《神农本草经》："主周痹风湿，肢节中痛，不可持物，洗洗酸痟，除大热烦满及耳聋。"《药典》："平肝潜阳，聪耳明目，镇惊安神，纳气平喘。"

临床：磁石质重，色黑，味咸，善重镇潜阳，引火归原。用于头晕目眩，视物昏花，耳鸣耳聋，惊悸失眠，肾虚气喘。如《太平圣惠方》磁石丸补暖水脏，强益气力，明耳目，利腰脚。《千金方》神曲丸治肾藏风虚，眼生黑花。《本草纲目》云："磁石治肾家诸病，而通耳明目。"磁石入药需捣碎，生品主入肾经，煅制醋淬品主入肝经，宜先煎。脾胃虚者，不宜多服。久服伤气。

优质品：以黑色，有光泽，吸铁能力强者为佳。

下篇

医案

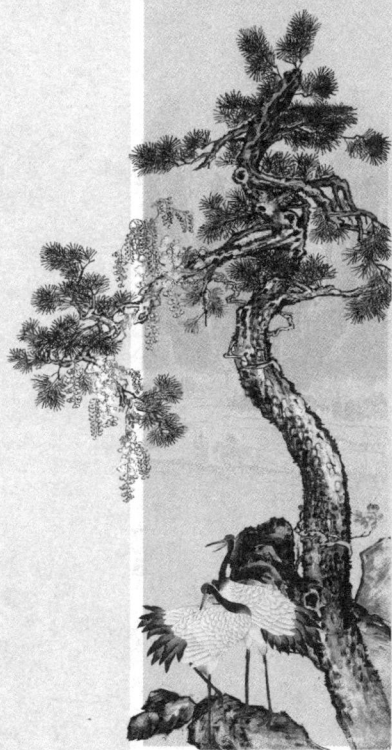

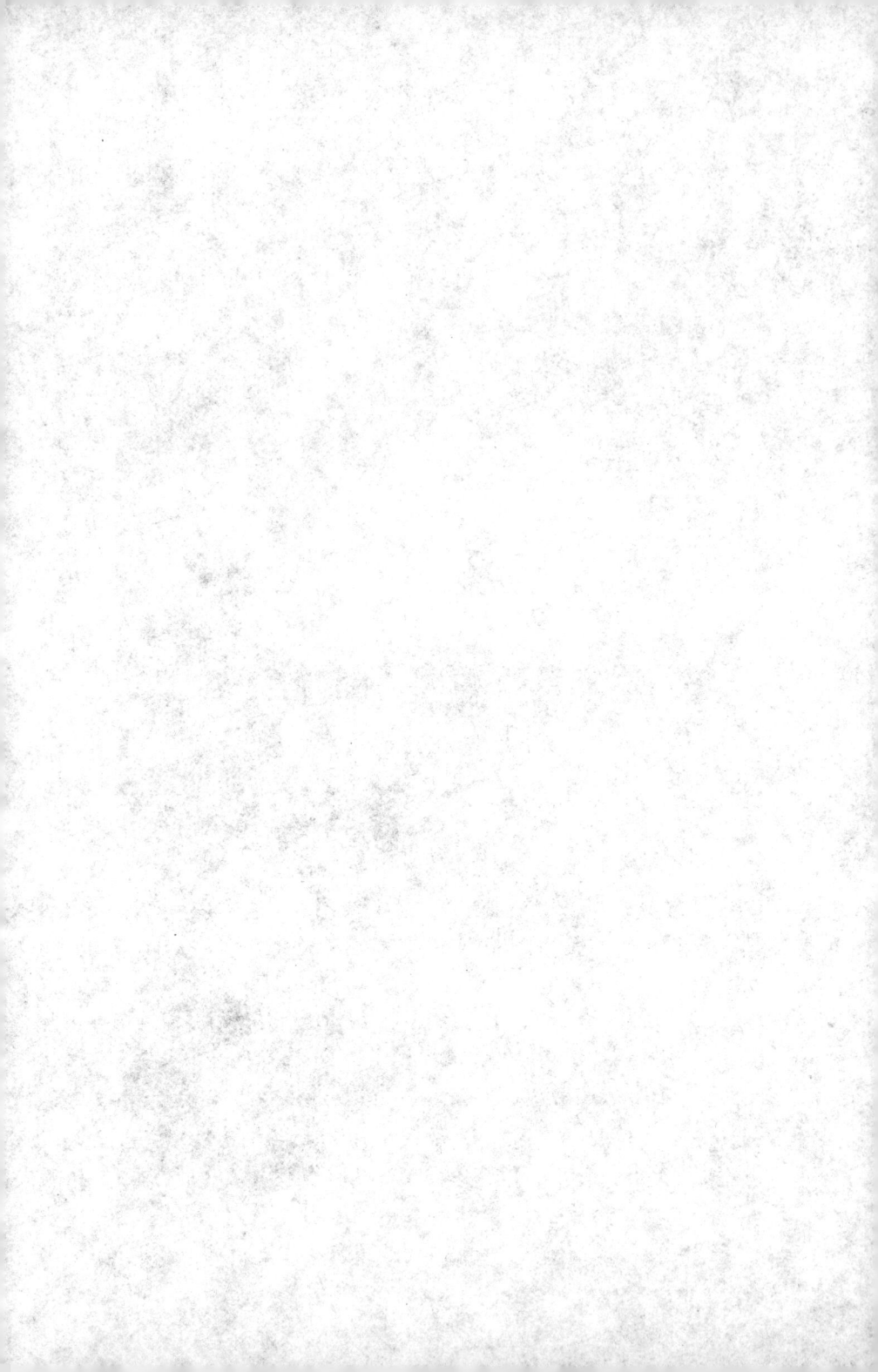

第一节 咳嗽

一、外感咳嗽

（一）三拗汤加陈皮、法半夏汤——风寒咳嗽证（急性气管炎）

姚某，女，52岁，农民。主诉：咳嗽，咯痰3天。3天前，患者因受凉后出现咳嗽，咯白色清稀痰液，有畏寒，伴鼻塞、清涕，周身不适，自行服用感冒药物后鼻塞及清涕好转，仍咳嗽，咽痒，咯白色黏痰，日间咳嗽甚，就诊于我院。

初诊（2009年1月15日）：咽痒，咳嗽，咳甚气急，痰白稍稀薄，鼻塞偶有清涕，日夜均咳嗽，背受凉后会加重，舌淡红苔白，脉浮紧。此为风寒咳嗽，风寒之邪束肺，肺失宣降，发为咳嗽；肺通调水道功能失常，津液停聚为痰；邪留咽喉，故见咽痒。傅老拟以宣肺解表、化痰止咳为法，方用三拗汤加陈皮、法半夏治之。

处方：麻黄10g，杏仁10g，甘草6g，陈皮10g，法半夏10g。

3剂，水煎服，煎取300mL，分3次服用，1日1剂。

三日后复诊，患者诸症皆缓解，守中调理脾胃善后。

按语：本例为风寒之邪侵袭人体，引起风寒束肺，肺失宣降，发为咽痒、咳嗽、咯痰，属于中医咳嗽病中的风寒咳嗽证。傅老拟法宣肺解表，化痰止咳，在三拗汤的基础上加用陈皮、法半夏，增强了燥湿理气化痰之功，使咳嗽更易痊愈。三拗汤源于张仲景的麻黄杏仁甘草石膏汤去石膏，方中用麻黄发汗散寒，宣肺平喘；杏仁宣降肺气，止咳化痰；陈皮、法半夏等燥湿化痰，理气和中；甘草不炙，乃取其解毒之功，协同麻、杏利气祛痰。诸药合用，既能宣肺解表，又能化痰止咳。

（二）加味三拗汤——风热咳嗽轻证（急性气管炎）

江某，男，33 岁，居民。主诉：咳嗽 1 周。入院前 1 周，患者因受凉感冒后出现咳嗽，痰少色白，量一般，伴鼻塞，流清涕，微有气急，咽痒，患者自行服用白加黑、复方甘草片、半夏止咳糖浆等抗感冒药物后仍无明显缓解。于今日就诊我院。

初诊（2008 年 3 月 28 日）：咽痒，吸入冷空气或者闻到刺激味就会诱发咳嗽，咯吐少许黄白痰，痰黏不爽，轻微鼻塞，流涕微黄，口微干，舌淡苔白，脉浮数。此患者感受风热之邪，拟以疏风清热，宣肺止咳为法，方用三拗汤加陈皮、法半夏、牛蒡子、浙贝母、蝉蜕、胖大海。

处方：麻黄 5g，杏仁 10g，甘草 6g，牛蒡子 10g，浙贝母 10g，蝉蜕 6g，胖大海 6g，陈皮 10g，法半夏 10g。

3 剂，水煎服，煎取 300mL，分 3 次服用，1 日 1 剂。

二诊（2008 年 12 月 11 日）：咳嗽明显缓解，痰少，无明显咽痒，无鼻塞及流涕，舌淡，苔白，脉已无浮象。继服前方 3 剂。

按语：风热之邪犯肺、鼻、咽，留而不去，发为本病，虽属风热咳嗽轻证，但也难治。傅老遵从《临证备要》的方法，选用加味三拗汤治疗，取得满意效果。本方在三拗汤加陈皮、法半夏的基础上加用了牛蒡子、蝉蜕、浙贝母、胖大海，增强了疏风利咽止咳之功效，而麻黄、杏仁、甘草等取其味去其性，疏风止咳，且不助热。全方用药上多寒热并用，热药为君，寒药为臣，诸药共奏疏风散热、宣肺止咳之功，特别适合咳嗽伴有咽痒的患者。

（三）桑菊饮——风热犯肺证（上呼吸道感染）

严某，男，38 岁，保险员。患者由于工作原因入夏后长期于空调房中工作，就诊前 3 天，外出跑业务，次日就出现发热、头晕、咽痒、咳嗽等症，伴鼻塞、流涕、全身不适、身痛等。就诊于个体诊所，考虑感冒，给予输注头孢呋辛、维生素 C，后未见好转，遂于今日求诊傅老。

初诊（2009 年 7 月 8 日）：症见发热，咽痒，咳嗽，头晕，汗出，舌红苔白，脉浮缓。辨证为风热犯肺证，治以清宣肺卫为法，方用桑菊饮。

处方：桑叶 10g，菊花 10g，桔梗 10g，杏仁 10g，薄荷 10g，芦根 10g，连翘 10g，甘草 6g。

3 剂，水煎服，煎取 300mL，分 3 次服用，1 日 1 剂。

二诊（2009 年 7 月 11 日）：服药后，咳嗽、全身不适、身痛、发热、汗出、咽痒明显好转。但头晕加重，伴恶心、纳呆，舌淡红，苔厚腻，脉浮滑。此为邪犯肺卫，兼夹暑邪，治以清宣肺卫，清热解暑为法，方用桑菊饮加滑石。

处方：桑叶 10g，菊花 10g，桔梗 10g，杏仁 10g，薄荷 10g，芦根 10g，连翘 10g，甘草 6g，滑石 10g。

3 剂，水煎服，煎取 300mL，分 3 次服用，1 日 1 剂。

5 日后（2009 年 7 月 16 日）患者来诉服药后，头晕、恶心、纳呆、身痛明显好转，食欲增加，未再咳嗽。

按语：炎热夏季，暑热盛行。患者在空调屋待久后，外出感受了风热邪气，邪犯肺卫，出现咳嗽、发热等证候。遵叶天士之法，予清宣透邪，用桑菊饮加味，患者咳嗽减轻。暑多夹湿，兼长期吹空调，出现了头晕加重，伴恶心、纳呆，舌淡红，苔厚腻，脉浮滑等症，傅老在桑菊饮的基础上加用滑石清暑湿，诸症缓解。

（四）银翘散加射干、蝉蜕——风热咳嗽证（急性气管炎）

王某，男，4 岁。主诉：发热 4 天，咳嗽、咽痛 3 天。4 天前，因外出脱衣跑动后出现发热、精神差等症，家属测体温为 38.5℃，初自服用好娃娃、阿莫西林钠等药，效不佳，体温渐达 39.0℃，后服用布洛芬悬液，汗出热退，但夜间体温又升至 38～39℃。3 天前患儿出现咳嗽、咽痛症状，在社区诊所给予输液治疗。1 天前患儿仍有咳嗽、咽痛，体温时有升高，以夜间为主，在 38℃左右，遂今日求诊于中医。

初诊（2008 年 12 月 3 日）：症见发热，咳嗽，咽痛，咳吐少许黄白痰，精神差，不吃东西，夜间体温高，唇红干，舌红，苔薄黄，脉浮数，双扁桃体Ⅱ度肿大，色红。考虑风热咳嗽证，治以疏风散热，利咽止咳为法，方用银翘散加味。

处方：金银花 10g，连翘 10g，淡竹叶 10g，荆芥 6g，牛蒡子 10g，薄荷 6g，桔梗 10g，芦根 10g，射干 10g，蝉蜕 6g。

2 剂，水煎服，煎取 300mL，分 3 次服用，1 日 1 剂。

二诊（2008 年 12 月 6 日）：患者服前药后，发热大减，精神转佳，已晓索食，能四处跑动，但仍有低热（37～38℃），下午至夜间均有发作，时有咳嗽，偶有痰，双扁桃体Ⅰ度肿大，色仍红。效不更方，续给予前方两剂。

处方：金银花 10g，连翘 10g，淡竹叶 10g，荆芥 6g，牛蒡子 10g，薄荷 6g，桔梗 10g，芦根 10g，射干 10g，蝉蜕 6g。

2 剂，水煎服，煎取 300mL，分 3 次服用，1 日 1 剂。

3 日后，碰到患儿家属，诉中药续服 1 剂后就没再咳嗽、发热。

按语：患儿在冬季发病，病现但热不寒，故为风温。《温热论》曰："温邪上受，首先犯肺……在表初用辛凉清剂。"故本病给予银翘散辛凉解表，透邪于外。加用射干清热利咽解毒以消咽中的热毒，蝉蜕疏风热解表止咳，二药加强了银翘散的作用。

（五）清肺饮——风热咳嗽证（支气管肺炎）

王某，男，5 岁，住院。5 天前患儿在外玩耍受凉后出现咽痛、发热、咳嗽等症状，痰少，黄白相间，体温在 39℃左右，在北碚某医院住院。入院时查体：右下肺有湿啰音，双肺偶有哮鸣音。胸片示双肺纹理增多。诊断为"支气管肺炎"，给予输注阿莫西林舒巴坦钠注射液抗感染及炎琥宁注射液等治疗，患儿精神好转，体温下降至 37～38.5℃，仍咳嗽、咽痛，遂请傅老会诊服用中药。

初诊（2011 年 5 月 11 日）：会诊时见患儿发热，不恶寒，面色红，呼吸稍促，不时咳嗽咯吐黄白痰，咽痛，双侧扁桃体Ⅰ度肿大，无化脓，舌红，苔薄黄，脉数，中医辨证为风热犯肺证，予疏风清热利咽止咳之法，方用加味银翘散。

处方：金银花 10g，连翘 10g，竹叶 10g，荆芥 10g，豆豉

10g，牛蒡子 10g，薄荷 10g，甘草 10g，桔梗 10g，芦根 10g，杏仁 10g，浙贝母 10g，射干 10g，马勃 6g。

3 剂，水煎服，每剂煎水 200mL。一次服用 50mL，每天共服用 4 次。

二诊（2011 年 5 月 15 日）：患儿服用前方后发热退，咽痛减轻，但咳嗽较剧，咳甚时伴有呕吐，痰黄白相间，量较前增多，二便正常。此为邪尚在肺，给予清肺饮，清肺化痰。

处方：知母 10g，浙贝母 10g，麦冬 10g，桑白皮 10g，柴胡 10g，桔梗 10g，茯苓 10g，前胡 10g，枳壳 10g，薄荷 10g，荆芥 10g，阿胶 10g，甘草 6g。

3 剂，水煎服，每剂煎水 200mL。一次服用 50mL，每天共服用 4 次。

患儿服完前方后，咳嗽停止，精神佳，病情痊愈出院。

按语：《叶香岩外感温热篇》曰："温邪上受，首先犯肺。"患儿不慎感受温热邪气，见发热、咽痛、咳嗽之症。傅老宗《素问·至真要大论》"风淫于内，治以辛凉，佐以苦甘"之大法；选用吴鞠通的银翘散加味疏散风热，利咽止咳，连服 3 剂，未再发热，表证缓解，但邪尚在肺，予清肺饮清肺化痰，兼理气，痰热清，肺气畅，病情顿愈。此病案体现了病邪的传变过程，初在咽喉，后渐入肺，临证要详细辨证论治，知常达变，探求患者病机，方能取得满意效果。

（六）加味麻杏石甘汤——痰热阻肺证（支气管哮喘）

张某，女，6 岁。患儿近 2 年受凉感冒后反复出现咳嗽、喘促、气紧等症状，曾多次在西医院就诊均诊断为"支气管哮喘"，给予地塞米松、舒利迭等治疗，病情能控制，但仍有不时咳嗽，哮喘反复发作。2 天前又因受凉出现发热，但热不寒，体温 39.4℃，咳嗽，喉中哮鸣有声，其家属将其送入我院住院输液治疗。

初诊（2008 年 8 月 11 日）：发热不恶寒，体温在 37.5～39.0℃波动，伴鼻塞、流涕、咳嗽，咯痰不利，喉中有哮鸣音，双侧扁桃体Ⅱ度肿大，进食差，咳嗽剧烈可出现呕食，二便正常，舌红苔黄，脉数。

幼儿为稚阴稚阳之体，阳气未充，不能祛邪外出，导致正虚邪恋，邪气潜伏于肺内，此为反复发病之根本。此次为春季发病，感受温热邪气，邪犯肺卫，故见但热不寒、咳嗽、气紧，喉中哮鸣有音，四诊合参当为中医"春温"范畴。温邪犯肺引动肺内伏痰，上阻气道故见咳嗽、痰多、气紧、发热之候，本病病机为温邪犯肺，引动伏痰，痰阻气道，病位在肺，治宜清肺化痰平喘，方用加味麻杏石甘汤。

处方：炙麻黄 6g，杏仁 10g，生石膏 20g，炙甘草 6g，金银花 10g，连翘 10g，大青叶 10g。

2 剂，水煎服，煎取 300mL，分 4 次服用，1 日 1 剂。

二诊（2008 年 8 月 14 日）：患者服用前药后，未再发热，咳嗽大减。由于患儿纳差，形体消瘦，偶有咳嗽，喉中有痰，但不知咯吐出来，傅老认为患儿脾胃虚弱，需培土生金，予六君子汤加建曲调理脾胃。

处方：党参 10g，炒白术 10g，茯苓 10g，炙甘草 6g，陈皮 10g，半夏 10g，建曲 10g。

4剂，水煎服，煎取300mL，分3次服用，1日1剂。

患儿服用上药后，无咳嗽、喘促，精神佳，进食可，二便调，出院。

按语：春季受凉发高热、咳嗽，喉中哮鸣有声，考虑为温邪犯肺，肺失宣降所致，用麻杏石甘汤解表清里，痰热去，肺气得宣，病情渐愈。后给予六君子汤加建曲培土生金以扶正，脾旺则不易感邪，有利于患儿的生长发育。

通过该患儿的治疗，得出以下几点启示：①外邪侵袭，闭阻气道，治疗应注意道路的畅通，有利于邪气的排出，正如《素问·六微旨大论》曰："出入废，则神机化灭，升降息，则气立孤危。"②重视后天脾土的养护，四季脾旺不受邪。《素问·至真要大论》曰："谨守病机，各司其属……必先五胜，疏其血气，令其条达，而致和平。"正是此意。

（七）加味甘桔汤——风热蕴结证（咽源性咳嗽）

刘某，男，30岁，职员。主诉：咳嗽、咽痛10天。入院前10天患者食火锅后感咽痛，伴干咳无痰，咽中如有异物，吞咽口水及食物时感疼痛，自行服用消炎药及西瓜霜含片，咳嗽及咽痛未见明显缓解，今日求治傅老处。

初诊（2009年4月27日）：咳嗽，无痰，咽痛，咽中如有异物，吞咽口水及食物时感疼痛，畏风，舌尖红，苔白，脉浮。傅老认为此乃喉痹之证，法拟疏散风热，清热解毒利咽，予以加味甘桔汤。

处方：甘草6g，桔梗10g，荆芥10g，防风10g，牛蒡子10g，浙贝母10g，金银花10g，连翘10g，黄芩10g，天花粉

10g，玄参 10g，桑白皮 10g，赤芍 10g，枳壳 10g。

3 剂，水煎服，煎取 300mL，分 3 次服用，1 日 1 剂。

二诊（2009 年 4 月 30 日）：服 3 剂后有轻微咽痛，吞咽食物无明显疼痛感，咽中异物感消失，畏风症状明显缓解，继服前方 3 剂，不适症状基本消失。

按语：喉痹之证，多为咽源性咳嗽，乃邪气蕴结于咽喉化热所致，宜疏散风热，清热解毒利咽，傅老喜用加味甘桔汤。

清·心禅僧所撰之《一得集》中如是描述喉痹："乃君相二火相并所发。形如小棋。初起无发热恶寒之表证。十余日方成脓。《内经》云：一阴一阳结而为喉痹。一阴者，手少阴君火之脉气也。一阳者，手少阳三焦之脉气也，二脉共络于喉。气盛则内结而肿胀，胀甚则气痹，痹者闭也。故治喉痹，当以散结泻火为主。"故选用清热解毒，疏散风热，利咽之加味甘桔汤，遵散结泻火要旨。

（八）沙参麦门冬汤——热盛伤阴证（支气管肺炎）

胡某，男，61 岁，农民。主诉：发热半月，咳嗽 1 周。入院半月前因感冒出现发热，自测体温 39.6℃，伴畏寒及全身酸痛，无明显咳嗽及咯痰，无流涕及鼻塞症状，自行购买感冒及退烧药物服用后，体温逐渐下降至正常，无明显畏寒及全身酸痛，但停药后体温再次升高，最高可达 39.8℃，服用退烧药物后体温可再次降至正常。入院 1 周前，患者出现咳嗽，痰少黏白，咳声短促，口干咽燥，午后自觉发热，夜间盗汗明显。自服药物无效。于今日就诊，查体：双肺呼吸音粗，偶可闻及哮鸣音。门诊以"支气管肺炎"收入住院。

初诊（2009 年 3 月 16 日）：咳嗽，痰少黏白，咳声短促，口干咽燥，午后自觉发热，夜间盗汗明显，舌红，苔少，脉细数。此为高热后期，伤及阴液，肺阴亏虚，虚热内灼，肺失润燥而致，傅老认为此时当益气养阴，润肺止咳，方可选沙参麦冬汤加减。

处方：沙参 10g，麦冬 10g，生地黄 10g，玉竹 10g，天花粉 10g，石斛 10g。

3 剂，水煎服，煎取 300mL，分 3 次服用，1 日 1 剂。

二诊（2009 年 3 月 19 日）：患者诉咳嗽明显缓解，微有咽干，无明显午后潮热，夜间盗汗缓解较明显，舌红，苔薄，脉细微数。患者服前方有效，继服前方 5 剂，疾病痊愈。

按语：本例为高热后期，伤及阴液，肺阴亏虚，虚热内灼，肺失润燥而致，傅老认为此时当益气养阴，润肺止咳，用沙参麦冬汤取得了不错效果。

《温病条辨·卷一·上焦篇·秋燥》曰："燥伤肺胃阴分，或热或咳者，沙参麦冬汤主之。"可见沙参麦冬汤始见于《温病条辨》，经方不必拘泥，凡伤阴者均可用之，高热后期伤阴耗气，用此方正对证，用之效如桴鼓。

（九）青盂汤——痰热蕴肺证（支气管肺炎）

黄某，男，69 岁，住院。患者 3 天前（2009 年 7 月 5 日），突发高热恶寒、身软、头昏等症，测体温 39℃，自行服用抗病毒冲剂、散利痛等药，全身大汗后体温下降，但 1 到 2 小时又会出现发热，并出现夜间咳嗽、咯吐白痰等症，次日（2009 年 7 月 6 日），患者就诊我院，急诊查胸片提示：右中下肺炎，遂收入住院，住院期间给予抗生素等治疗。于 2009 年 7 月 8 日邀请傅老会诊。

初诊（2009年7月8日）：症见咳嗽咳痰，痰多色白，气急，胸痛，夜寐差，发热，汗出，尿黄，便干，面红唇赤，形体消瘦，舌质红，苔黄腻，脉滑数。四诊合参，诊断为：咳嗽，痰热蕴肺证。由于起居不慎，感染温热邪毒，蕴结于肺，热毒充斥上焦，肺受热灼所致。治以清泻气分邪热为法，方以张锡纯温病方《青盂汤》加味。

处方：生石膏30g，知母10g，僵蚕10g，蝉蜕10g，薄荷10g，重楼10g，黄芩10g，柴胡10g，天花粉10g，麦芽10g，谷芽10g，生姜6g，大枣10g。

3剂，水煎服，煎取300mL，分3次服用，1日1剂。

二诊（2009年7月10日）：服药后，咳嗽有所好转，但痰多，色已转白，现邪已渐去，仍有低热，汗出已不明显，胸痛消失，小便黄而少，诊其脉沉数，舌红，苔薄黄腻。考虑病邪仍在气分，守上方巩固治疗。

处方：生石膏30g，知母10g，僵蚕10g，蝉蜕10g，薄荷10g，重楼10g，黄芩10g，柴胡10g，天花粉10g，麦芽10g，谷芽10g，生姜6g，大枣10g。

4剂，水煎服，煎取300mL，分3次服用，1日1剂。

三诊（2009年7月14日）：服上方后，咳嗽好转，痰白量少而稠，无胸痛、发热，咽干，口渴，尿黄，舌红，苔少，脉弦细。患者热毒已清，但肺阴已伤，治当养阴润肺，予养阴清肺汤加味。

处方：北沙参20g，麦冬20g，生地黄10g，金银花15g，连翘10g，玄参10g，白芍10g，川贝母9g，薄荷10g，甘草6g，桔梗 10g。

3 剂，水煎服，煎取 300mL，分 3 次服用，1 日 1 剂。

3 日后，患者诸症消失出院。

按语：咳嗽病为临床常见病、多发病，不论男女老幼都可以发生。常见症状为咳嗽、咳痰。但是必须要辨清外感或内伤。起初由于起居不慎，感染温热邪毒，蕴结于肺，热毒充斥上焦，肺受热灼，证属痰热蕴肺证，治以清泻气分邪热为法，方以张锡纯温病方青盂汤加味。而后随着肺热渐清，肺阴伤已现，而见咽干、口渴、尿黄、舌红苔少、脉弦细，为热毒已清，但肺阴未复，治当养阴润肺，方以养阴清肺汤加味，调理肺阴，则诸症消失。

（十）麦门冬新方——痰热蕴肺伤阴证（支气管肺炎）

何某，女，73 岁，退休。主诉：咳嗽 2 天。患者入院前 2 天，因感冒后出现咳嗽，咯痰，痰黄，量多质稠，感气紧，伴发热，喜饮，为求中医治疗到傅老处就诊。

初诊（2009 年 5 月 2 日）：症见咯痰，痰黄，量多质稠，感气紧，伴发热，口干喜饮，舌红苔，薄黄少津，脉滑数。胸片示右下肺片状阴影，西医诊断为"支气管肺炎"，中医诊断为"咳嗽"，为痰热蕴肺伤阴证。痰热相合，久不愈，耗伤肺津，故见痰稠、口干、舌少津等伤阴表现，对此傅老喜用麦门冬新方，清热化痰，养阴生津。

处方：麦冬 10g，黄芩 10g，桔梗 10g，桑白皮 10g，瓜蒌皮 10g，杏仁 10g，柴胡 10g，浙贝母 10g，茯苓 10g，紫菀 10g，薄荷 10g，天花粉 10g，枳壳 10g，甘草 6g。

5剂，水煎服，煎取300mL，分3次服用，1日1剂。

二诊（2009年5月5日）：咳嗽减轻，痰色转为白色，量减少，未见气紧，无发热，口干喜饮症状消失，舌淡，脉白，脉滑。续用麦门冬新方5剂，后随访，症状消失。

按语：《金匮要略·肺痿肺痈咳嗽上气病脉证并治》中麦门冬汤方证条文说："大逆上气，咽喉不利，止逆下气者，麦门冬汤主之。麦门冬汤方：麦门冬七升，半夏一升，人参二两，甘草二两，粳米三合，大枣十二枚。上六味，以水一斗二升，煮取六升，温服一升，日三夜一服。"麦门冬汤原方降逆化饮散结气，傅老在原方基础上加减组成麦门冬新方，用于慢性咳嗽患者兼体质阳盛者，或者感受风热之邪，入肺化热，或者温邪直中肺所致病证。方中以麦冬、天花粉养阴滋养耗伤的肺阴，阴液得补正气得复；黄芩、桑白皮、浙贝母、紫菀清热化痰以祛热邪；桔梗、杏仁开宣肺气，使肺宣发肃降正常；柴胡、薄荷、瓜蒌皮、枳壳调畅气机，气机畅则津液代谢正常，痰无所生，痰无所藏；茯苓、甘草以健中焦。全方体现了扶正祛邪，调畅脏腑气机的作用，达到邪去正安的效果。

（十一）止嗽散加牛蒡子——正虚邪恋咳嗽证（急性气管炎）

唐某，男，77岁，退休工人。主诉：咳嗽1个月。1个月前，因感冒后出现咳嗽、咽痒、鼻塞、流涕等症状，痰色白质黏，量较少。自行服用抗感冒药物后，鼻塞、流涕好转，但仍咳嗽、咽痒，受到异味刺激后，可出现剧烈咳嗽，咯出白痰后咳嗽方能停止。曾在医院急诊科给予输注头孢呋辛、炎琥灵等药，病情无缓解，自行服用较多止咳、消炎等药物也无好转，遂于今日求治傅老。

初诊（2009 年 3 月 12 日）：咳嗽、咽痒，受到异味刺激后，可出现剧烈咳嗽，咯出白痰后咳嗽方能停止，咳嗽严重时发作喘憋，白天、夜晚均明显，舌淡，苔白，脉滑。傅老认为此病人为感冒后正虚邪恋，不能祛邪外出，方用止嗽散加牛蒡子宣肺疏风利咽，止咳化痰。

处方：荆芥 10g，桔梗 20g，紫菀 10g，百部 10g，白前 10g，陈皮 10g，甘草 6g，牛蒡子 10g。

3 剂，水煎服，煎取 300mL，分 3 次服用，1 日 1 剂。

二诊（2009 年 3 月 15 日）：服用上药 3 剂后咳嗽、咽痒明显缓解，前方有效，继用前方。再服 3 剂而痊愈。

按语：临床上经常看到一部分人感冒后经过治疗，鼻塞、流涕、恶风等症状好转，但就是咽痒、咳嗽持续 1～3 个月也不缓解，无论怎么吃药效果都欠佳。傅老认为这是风寒犯肺，肺失宣降，由于正气亏虚，无力祛邪外出所致。临床当因势利导，助人祛邪，选用止嗽散加牛蒡子能达到治疗目的。方中紫菀、百部、白前止咳化痰；桔梗、陈皮宣肺理气；荆芥祛风解表；牛蒡子利咽祛风；甘草调和诸药。八味相配，共奏止嗽化痰、宣肺解表利咽之功。

（十二）止嗽散加知母浙贝母瓜蒌皮方——外感久咳证（急性气管炎）

李某，女 36 岁，职员。主诉：咳嗽，少痰 4 个月。入院前 4 个月，因感冒后出现咳嗽、咯痰，痰量一般，色白，伴咽痒、恶风，就诊于某医院，行胸片等相关检查后诊断为"急性支气管炎"，给予抗感染及对症止咳治疗后，咳嗽无明显缓解，并持续 4 个月迁延不愈，患者感觉痛苦不堪，已经影响了工作，经人介绍求治于傅老。

初诊（2009 年 5 月 20 日）：症见不停咳嗽，咯吐少许黄白痰，难以咯出，运动或者喝风后容易发作，纳眠差，二便尚可，舌尖红，苔白，脉细微数。傅老认为此为正虚邪恋兼化热的证候，给予止嗽散加知母浙贝母瓜蒌皮方治疗。

处方：荆芥 12g，桔梗 12g，紫菀 15g，百部 15g，陈皮 12 g，甘草 6g，知母 10g，浙贝母 10g，瓜蒌皮 10g。

3 剂，水煎服，煎取 300mL，分 3 次服用，1 日 1 剂。

次诊（2009 年 5 月 24 日）：患者诉咳嗽大减，痰能咳出，纳眠好转，舌淡红，苔薄白，脉细。病情好转，续用前方 3 剂。

按语：外感咳嗽久不愈，傅老认为乃正气亏虚无力祛邪所致，治疗当因势利导祛邪，邪去肺安，咳嗽自然而愈。该例患者病久后又化热，故在止嗽散的基础上加知母、浙贝母达到清热之功，瓜蒌皮理肺气、畅通气道，有助于邪气的外出。

二、内伤咳嗽

（一）苓甘五味姜辛夏仁汤——痰饮蕴肺证（慢性支气管炎急性发作期）

沈某，女，37 岁，农民。近 5 年反复咳嗽，每年发作 1 ～ 2 次，均因受凉所致，每次均连续 1 至 2 个月才愈。10 天前患者再次受凉，初有鼻塞，流清涕，继而咳嗽，咯吐黄白痰，初服用荆防败毒散，效欠佳，后到医院就诊做胸片检查示双肺纹理增多，给予输注头孢他啶，左氧氟沙星抗感染治疗 10 余天后，效果欠佳，仍咳嗽、痰多，遂于今日求诊中医。

初诊（2009 年 4 月 10 日）：不时咳嗽，咯痰，咳久时可咯吐黄白痰，咯出后症状可缓解一段时间，咽痒，晨起咳嗽明显，舌淡红，苔白微黄。诊断为咳嗽，乃风寒犯肺，肺宣降失常所致，予以加味三拗汤，疏风散寒，化痰止咳。

处方：炙麻黄 10g，杏仁 10g，甘草 6g，陈皮 10g，法半夏 10g。

3 剂，水煎服，煎取 300mL，分 3 次服用，1 日 1 剂。

二诊（2009 年 4 月 14 日）：服前药后未再咽痒，咳嗽减轻，但痰多，色白，易咯出，舌淡红，苔白，脉滑。考虑患者久咳导致肺阳亏虚，痰饮内伏，故用苓甘五味姜辛夏仁汤化痰止咳治疗。

处方：茯苓 10g，干姜 10g，细辛 6g，五味子 6g，炙甘草 10g，法半夏 15g，杏仁 10g。

3 剂，水煎服，煎取 300mL，分 3 次服用，1 日 1 剂。

三诊（2009 年 4 月 17 日）：患者诉咳嗽进一步减轻，痰量较前减少，药中病所，续服用苓甘五味姜辛夏仁汤。

患者前后服用苓甘五味姜辛夏仁汤 30 余剂，之后多次随访患者，均述病情稳定，未再复发。

按语：患者反复咳嗽 5 年，肺气已伤，肺伤不能布散津液，津液停聚而为饮，痰饮内伏。本次起居不慎感受风寒外邪，外邪入肺，与痰饮相合，发为外寒内饮之病，乃本虚标实之候。初给予三拗汤加味，解表散邪，化痰止咳。表邪去，及时给予苓甘五味姜辛夏仁汤，化痰祛饮，止咳平喘。方中干姜、细辛温肺化饮止咳；茯苓、甘草、法半夏甘温祛湿化痰健脾，以绝痰源；五味子性酸味敛，顾护肺气，又防止姜辛过于辛散伤及肺气；杏仁味苦微温，能加强止咳的作用。

（二）六君子汤——肺脾气虚证（阻塞性肺病）

何某，60 岁，男，退休。主诉：反复咳嗽 5 年，复发加重 3 天。5 年前开始出现间断咳嗽，咯少许白痰，早晨为主，并出现活动后气促，感冒受凉后病情加重，严重时喉中有哮鸣音，曾在北碚某医院确诊为"慢性支气管炎、肺气肿"。3 天前，患者因受凉后出现咳嗽，咯痰，痰少，活动后觉喘促气紧，少气懒言，声音低微，形体消瘦，进食差，遂今日就诊于傅老处寻求中医治疗。

初诊（2009 年 2 月 14 日）：咳嗽，咯痰，痰少，活动后觉喘促气紧，少气懒言，声音低微，形体消瘦，纳差，舌体小，苔白，脉细滑。患者形体消瘦、纳差为脾胃亏虚，气血生化不足；活动后喘累、少气懒言、声音低微，为肺气虚表现。傅老拟以健脾益肺、祛痰止咳为法，方予六君子汤加味。

处方：党参 15g，白术 10g，茯苓 10g，炙甘草 10g，陈皮 10g，法半夏 10g，知母 10g，川贝母 9g，天冬 10g，麦冬 10g，紫菀 10g，阿胶 10g。

3 剂，水煎服，煎取 300mL，分 3 次服用，1 日 1 剂。

二诊（2009 年 2 月 17 日）：咳嗽明显减轻，痰少色白，进食可，无口干欲饮。因患者体质瘦弱，肺脾仍虚，再予六君子汤调理 1 个月，患者咳嗽基本消失，精神好转，体重增加，病情稳定。

按语：《金匮要略》曰："四季脾旺不受邪。"焦树德在《用药心得十讲》中也指出："脾为后天之本，为人体生气之源。肺主一身之气，为人体真气之海。脾肺气虚则气短懒言，说话声低，四肢倦怠，食欲不振，面色㿠白，精神萎靡，动作气喘，脉虚无力。"本例患者肺脾素虚，气血不足，故而反复感邪，导致病情反复发作渐加重。傅老用六君子汤加味达到健脾益肺、祛痰止咳之效果，并后续用六君子汤补益脾肺，达到培土生金的目的。

（三）温胆汤——痰浊阻肺证（慢性支气管炎）

张某，女，70 岁，退休工人。主诉：反复咳嗽、咯痰 5 年，复发 5 天。5 年前，患者因受凉后出现咳嗽、咯痰症状，因治疗效差，病情迁延了 2 个月乃愈。之后病情常在天气变化后反复发作，间断服用抗生素、止咳化痰药治疗，病情能得到控制。5 天前，又因天气降温受凉，病情复发，到医院内科住院治疗，因输液治疗 4 天后效果欠佳，遂特邀傅老会诊。

初诊（2009 年 2 月 18 日）：咳嗽反复发作，咳声重浊，痰白量多，每天早晨明显，咳甚喉中可闻及哮鸣音，脘痞，纳差，舌苔白腻，脉滑。傅老认为患者年老脾虚，痰湿内生，上阻于肺，发为本病，乃本虚标实之候。治疗给予温胆汤加减健脾燥湿，化痰止咳。

处方：陈皮 15g，法半夏 15g，茯苓 30g，枳壳 15g，竹茹 15g，胆南星 10g，苏子 30g，杏仁 12g，紫菀 15g，薏苡仁 15g，谷芽 30g，沉香 6g（冲服）。

3 剂，水煎服，煎取 300mL，分 3 次服用，1 日 1 剂。

二诊（2009 年 2 月 25 日）：服 5 剂后，咳缓痰少，继进 5 剂，诸症缓解出院。

按语：雷少逸曰："昔贤云，脾为生痰之源，肺为贮痰之器。

夫痰乃湿气而生，湿由脾弱而起。"患者年高体弱，后天脾胃不足，以致运化失职，聚湿生痰，痰浊犯肺，肺失肃降而咳痰，痰湿聚而阻滞气机，故见咳嗽反复发作、咳声重浊、痰白量多、脘痞、纳差、舌苔白腻、脉滑等证候。患者就诊时以标实为主，治应急则治其标，标证缓解后，再图缓剂以健脾祛痰源，故用温胆汤治之，加苏子、杏仁、紫菀、沉香等以止咳化痰降气平喘治之，因药对证，故服用 10 剂后，标证缓解而出院。

（四）六君子汤加姜辛味——脾咳（慢性支气管炎、肺气肿）

王某，女，57 岁，居民。主诉：反复咳喘 40 年，复发 3 天。40 年前因感冒受凉后出现咳嗽，咯吐白痰，咳甚后喘、气紧明显，就诊于当地医院给予相关治疗后症状能缓解。之后每年因天气变化时发作二三次，住院给予抗感染等治疗后均能缓解。3 天前又因受凉再次出现咳嗽，咯痰，痰白，易咯出，伴腹胀不适，不思饮食，自行服用止咳药物后无缓解，求傅老诊治。

初诊（2009 年 4 月 15 日）：咳嗽，喘促气紧，痰多色白，易咯出，上腹胀，纳差，舌暗，苔白，脉滑数。此当辨证为五脏咳之脾咳，即痰饮咳嗽。脾虚生痰饮，痰饮蕴肺，肺失宣肃，则咳嗽、喘累气紧，治以健脾益肺，祛痰止咳，用六君子汤补益脾肺，佐以温阳化饮之品。

处方：党参 10g，白术 10g，茯苓 10g，炙甘草 6g，陈皮 10g，法半夏 10g，干姜 3g，细辛 6g，五味子 6g，知母 10g，川贝母 10g，天冬 10g，麦冬 10g，紫菀 10g。

4 剂，水煎服，煎取 300mL，分 3 次服用，1 日 1 剂。

二诊（2009 年 4 月 19 日）：咳嗽较前有所缓解，痰仍为白色，但量较前明显减少，无明显喘促气紧，腹胀有所缓解，饮食仍较差，继续使用六君子汤加味，前方去姜、辛、味，加焦三仙、葶苈子、枳壳，继续健脾行气，降气止咳。

处方：党参 10g，白术 10g，茯苓 10g，炙甘草 6g，陈皮 10g，法半夏 10g，知母 10g，川贝母 10g，天冬 10g，麦冬 10g，紫菀 10g，葶苈子 30g，焦三仙各 15g，枳壳 15g。

3 剂，水煎服，煎取 300mL，分 3 次服用，1 日 1 剂。

三诊（2009 年 4 月 22 日）：轻微咳嗽，痰少，微有汗出，无明显喘促气紧，无明显腹胀，饮食增加，舌淡，苔白，脉细，选六君子汤合玉屏风散，健脾化痰，益气固表，佐以阿胶、川贝母润肺止咳。

处方：党参 10g，白术 10g，茯苓 10g，炙甘草 6g，陈皮 10g，法半夏 10g，黄芪 30g，防风 15g，炒白术 15g，阿胶 15g，川贝母 6g。

7 剂，水煎服，煎取 300mL，分 3 次服用，1 日 1 剂。

按语：《素问·咳论》言"五脏六腑皆令人咳，非独肺也"，说明他脏病变涉及肺脏，引起肺失宣降而咳嗽，即所谓的五脏咳、六腑咳。

此病例实质为脾虚咳嗽，患者多形体胖盛，或久病过用寒凉之品损伤脾胃，脾胃运化水湿功能减退，水湿上行化为痰浊潴于肺，肺失宣降发为咳嗽。傅老用六君子汤健脾益肺，以绝生痰之源，佐以干姜、细辛、五味子温肺阳化痰饮，佐以知母、紫菀祛痰止咳，天冬、麦冬润肺养阴，达到标本兼治的效果。

（五）六安汤加减——痰湿蕴肺证（急性气管炎）

刘某，女，52岁。主诉：咳嗽7天。患者就诊前7天，因劳累感凉后出现咳嗽、咯痰，痰稀薄易咳出，伴畏寒、鼻塞、流清涕，无明显发热，就诊于某中医诊所，给予散寒宣肺之品治疗3天，鼻塞、流清涕等症状缓解，但仍咳嗽、咯痰，痰多色白，伴形寒肢冷，早晚上述症状明显，为求进一步治疗，就诊于我科。

初诊（2009年5月3日）：症见咳嗽、咯痰，痰多色白，伴形寒肢冷，遇冷上述症状加重，无口干、口渴，进食尚可，二便调，舌淡，苔白，脉滑。傅老认为寒邪犯肺，伤及肺阳，津液不能布散全身，化为痰饮停聚于肺，形成痰饮蕴肺证。给予六安煎以燥湿化痰，佐用干姜、细辛、五味子温肺散寒化饮。

处方：法半夏10g，陈皮10g，茯苓10g，甘草6g，杏仁10g，前胡10g，干姜3g，细辛6g，五味子6g。

3剂，水煎服，煎取300mL，分3次服用，1日1剂。

二诊（2009年5月6日）：上述不适症状明显缓解，仍有轻微咳嗽，痰量减少，形寒肢冷症状缓解，但仍怕冷，继用前方4剂，病情痊愈。

按语：患者过劳耗伤阳气，卫外功能减弱，被寒邪侵袭。肺脏位于上焦，感寒后肺先受之，伤及肺阳，肺阳虚则向上、向外不能布散津液，向下则不能输津于膀胱，津液聚于肺为痰，发为痰饮蕴肺证。病痰饮者当以温药和之，故傅老给予六安煎以燥湿化痰，佐用干姜、细辛、五味子温肺散寒化饮，取得不错效果。

六安煎始见于《景岳全书》，原方组成为：陈皮、半夏、茯苓、甘草、杏仁、白芥子，用来治疗风寒咳嗽，及非风初感，痰滞气逆者。傅老在原方基础上去白芥子，加前胡降气化痰，加姜、辛、味温肺散寒化饮，加强了温阳化饮的作用，使肺阳得补，痰饮得化。

（六）理痰汤——上盛下虚证（阻塞性肺气肿）

胡某，男，80 岁，农民。主诉：咳嗽、咯痰半年。患者半年前因受凉后出现咳嗽，咯白色痰液，量一般，无发热畏寒，自行服用抗感冒药物后，咳嗽、咯痰症状有所缓解。此后平素仍见咳嗽，咯白色黏痰，服用抗感冒及止咳药物后效果欠佳，遂来傅老处就诊。胸片示肺气肿征象。

初诊（2014 年 6 月 10 日）：咳嗽，咯痰，痰多易咳出，痰白，满闷短气，腹部胀满不适，无畏寒发热，无胸痛及胸闷，纳眠差，舌淡，苔白，脉细滑。患者年老，体质本虚，咳嗽日久必伤及肾脏，此乃上盛下虚之证，当参《医学衷中参西录》中"理痰汤"，此方所主之痰，乃虚而兼实之痰。

处方：芡实 30g，法半夏 10g，黑芝麻 10g，柏子仁 10g，化橘红 12g，白芍 10g，茯苓 10g。

3 剂，水煎服，煎取 300mL，分 3 次服用，1 日 1 剂。

二诊（2014 年 6 月 13 日）：咳嗽，咯痰及痰量较前有所缓解，满闷短气明显缓解，微有腹胀，前方有效，继服前方 5 剂。

按语：本例患者年老，五脏俱虚，尤其是肺肾亏虚，津液运行失常，停聚为痰饮。肺感受外邪，通调水道功能失常，痰饮增多，故出现咳嗽，咯吐较多白痰，形成上盛下虚之证。傅老谨遵张锡纯之意，用理痰汤治疗虚而兼实之痰，效佳。

理痰汤出自张锡纯《医学衷中参西录》，方中重用芡实，以收敛冲气,更以收敛肾气,而厚其闭藏之力;用芝麻、柏实者,润半夏之燥,兼能助芡实补肾;用芍药、茯苓者,一滋阴以利小便,一淡渗以利小便。全方既补肺肾,又祛痰饮,实乃组方之典范。

(七)加味猪苓汤——阴虚水热互结证(慢性支气管炎、肺气肿)

彭某,女,71岁,退休。主诉:反复咳嗽,咯痰4年余,复发加重1周。4年前,因受凉后出现咳嗽,咯痰,痰白量较少,无发热畏寒,无痰血,自行服用抗感冒药物后(具体不详)症状有所缓解,后咳嗽、咯痰症状在感冒受凉后反复出现,曾在北碚某医院多次诊断为"慢性支气管炎、肺气肿",长期服用止咳平喘化痰药物。1周前又因天气变化患者咳嗽、咯痰加重,痰量有所增多,色黄白相间,于当地某诊所输液5天(具体不详),无明显效果,遂到傅老处求治。

初诊(2009年2月14日):就诊时见形体消瘦,面色为嫩红,咳嗽、咳痰,痰多色黄,无发热畏寒,无痰血及胸痛,口干,纳眠差,大便偏干,小便一般,舌红,少苔,脉滑细数。中医认为此乃久咳导致肺肾阴虚,水液输布失常,形成水热互结之证,治疗拟法当以滋阴润肺,清热化痰为主,方选猪苓汤加味。

处方:猪苓10g,泽泻10g,茯苓10g,阿胶10g,滑石10g,百合10g,麦冬10g,川贝母9g,五味子6g,丹皮10g,海蛤粉10g,生地黄12g。

3剂,水煎服,煎取300mL,分3次服用,1日1剂。

二诊(2009年2月17日):服用前药3剂后,述咳嗽减轻,痰量减少,饮食较前有所增加,治疗有效,守方续服用。

按语:《景岳全书·卷之十九·明集·杂证谟·咳嗽篇》言:"则咳嗽之要,止惟二证。何为二证,一曰外感,一曰内伤而尽之矣。夫外感之咳,必由皮毛而入,盖皮毛为肺之合,而凡外邪袭之,则必先入于肺,久而不愈,则必自肺而传于五脏也,但于二者之中当辨阴阳,当分虚实耳……内伤之病多不足,虚中夹实,亦当兼清以润之。"患者初诊水热互结导致咳嗽,用猪苓汤治疗。盖因少阴肾与太阳膀胱,一脏一腑,相为表里,用猪苓汤育阴利水,急引少阴之邪,从腑而解,则下利得止,而热去津回矣。方中加用百合、麦冬、阿胶、五味子、生地黄、丹皮等补肺阴,清虚火;川贝母润肺止咳。诸药合用,共奏滋阴、润肺、清热、化痰之功。

(八)真武汤去芍加桂汤——肾虚水泛证(慢性支气管炎)

王某,女,54岁,重庆某驻渝部队家属。主诉:反复咳嗽12年。12年前始咳嗽,冬春二季加剧,甚则喘息。反复住院治疗,均诊断为"慢性支气管炎"。平时长期服用止咳平喘药物,病情相对稳定。3天前受凉,病情复发,自服药无效,遂来傅老处就诊。

初诊(2010年10月18日):诉每日阵发性剧咳,痰清稀,量多,头晕心累,气短,昼夜不能平卧,畏寒恶风,面足浮肿,脸色萎黄,舌质淡暗有瘀斑,舌体胖嫩而边缘多齿痕,苔白滑,根部厚腻。傅老考虑为少阴阳虚水泛,寒痰阻肺之咳嗽,法宜温阳化气行水,以真武汤去芍加桂治疗。

处方:制附片15g(先熬),茯苓12g,生姜3g,白术12g,桂枝10g。

5剂,水煎服,煎取300mL,分3次服用,1日1剂。

二诊（2010 年 10 月 24 日）：原方连服 5 剂，咳嗽明显好转，痰亦减少过半，呼吸较前通畅，渐能平卧，面已不觉肿，舌质稍转红润，厚腻苔减。多年之患，已获初效。宜守原法，以干姜易生姜，加强温中补脾之效。

处方：制附片 15g（先熬），茯苓 12g，干姜 3g，白术 12g，桂枝 10g。

5 剂，水煎服，煎取 300mL，分 3 次服用，1 日 1 剂。

三诊（2010 年 10 月 30 日）：上方续服 5 剂，诸证显著减轻。尚有轻微咳嗽，清痰少许。舌质转为淡红，紫暗瘀斑与白腻苔渐退，舌边齿痕已不明显。有时尚觉气短，心累。病有从阴出阳之势，须适应转机，通阳和中，燥湿涤饮，以苓桂术甘汤加味，缓缓服之。

处方：茯苓 12g，桂枝 10g，白术 12g，法半夏 10g，生姜 6g，甘草 3g。

7 剂，水煎服，煎取 300mL，分 3 次服用，1 日 1 剂。

四诊：服 7 剂后，诸证基本痊愈。入冬以来，再未重犯。2010 年 12 月 4 日至患者家中追访，自觉始终良好。

按语：咳嗽一证，有从外而入者，有从内而出者。不论其外入或内出，皆可按六经辨证。而真武汤治疗咳嗽，前人也多有记载，如《丹溪手镜·伤寒方论》说："真武汤，治停饮而咳，水饮内寒相合者。"

傅老认为本例咳嗽，就属少阴阳虚咳嗽。肾阳虚，不利水，寒水上袭于肺，发为咳嗽、咯痰、颜面水肿等症。肾阳虚而累及于肺，既有水饮，又系少阴寒化。故投以真武汤，壮元阳以消阴翳，逐寒痰以清水源。不攻肺而肺之病自愈，不止咳而咳嗽自平。

（九）麦味胡桃阿胶地黄汤——肾阴虚证（阻塞性肺气肿）

卢某，男，68岁。主诉：反复咳喘10年，复发1周。入院前10年，患者因受凉出现咳嗽，咳痰，为白色泡沫痰，量少，无胸痛、胸闷，无畏寒、发热、盗汗及咯血，就诊于当地医院（具体不详），考虑"支气管炎"，予以输液治疗后，症状缓解。但易于感冒，每于感冒后上述症状复发，伴有喘累，常就诊于当地诊所，给予药物（具体名称及剂量不详）治疗后症状缓解。入院前1周，患者受凉后再次出现明显气紧、喘累，伴咳嗽、咳痰，为少量白色泡沫痰，无心悸、胸闷、胸痛，无畏寒、发热、盗汗及咯血，自购药物口服（具体不详）后，患者病情未见明显缓解，今日为求中医治疗来我院。

初诊（2009年4月12日）：咳嗽、咯痰，痰少色白，气紧、喘累，纳眠差，二便一般，舌淡红苔白，脉细滑。中医认为本病属"肺胀"范畴，证属肺肾气虚证。患者年老，肺肾亏虚，肺虚则肺不主气，肾虚则肾不纳气。久病伤及肾阴，肾阴虚则痰少、气紧、喘累，动则尤甚。傅老认为此咳为五脏咳之肾咳，即肾阴虚咳嗽，予以麦味胡桃阿胶地黄汤合参蛤散加减。

处方：麦冬10g，五味子5g，阿胶10g，胡桃3个，熟地黄12g，山萸肉10g，山药10g，茯苓10g，丹皮10g，泽泻10g，党参10g，蛤蚧6g，沉香3g，磁石30g，补骨脂15g。

3剂，水煎服，煎取300mL，分3次服用，1日1剂。

二诊（2009年4月15日）：患者服用前方后喘累、气紧症状明显缓解，仍有咳嗽、咯痰，痰少色白，夜间时有盗汗，效不更方，继用前方。

处方：麦冬 10g，五味子 5g，阿胶 10g，胡桃 3 个，熟地黄 12g，山萸肉 10g，山药 10g，茯苓 10g，丹皮 10g，泽泻 10g，党参 10g，蛤蚧 6g，沉香 3g，磁石 30g，补骨脂 15g。

5 剂，水煎服，煎取 300mL，分 3 次服用，1 日 1 剂。

三诊（2009 年 4 月 20 日）：患者静卧下无明显喘累、气紧，咳嗽、咯痰症状较前明显缓解，但稍大量活动后仍气促明显，纳眠一般，舌淡，苔白，脉沉细。仍考虑为肾虚失纳所致，当补肾纳气，宣肺降气平喘，选麻杏都气丸合参蛤散加味。

处方：炙麻黄 15g，杏仁 15g，五味子 10g，熟地黄 12g，山萸肉 10g，山药 10g，茯苓 10g，丹皮 10g，泽泻 10g，党参 10g，蛤蚧 6g，沉香 3g，磁石 30g，补骨脂 15g。

5 剂，打粉，每天 5g，内服。

按语：该患者病程长，发展为肺胀，证属肺肾阴虚证，傅老认为此咳为五脏咳之肾咳，即肾阴虚咳嗽。陈修园在《时方妙用·咳嗽》篇曰："咳嗽虽为肺病，其标在肺，其本在肾，肾具水火，水虚者滋之，宜猪苓汤。服四五剂后，即服六味地黄丸，加蛤蚧、麦冬、五味。"傅老在这段话的基础上加用阿胶、胡桃，组成了临床常用的麦味胡桃阿胶地黄汤，收到了满意效果。该方以六味地黄丸为基础，滋补肾阴，使亏虚的肾阴得以恢复；配麦冬清养肺阴，解热除烦，滋养强壮；配五味子滋肾、敛收肺气；配阿胶滋阴补血润肺；配胡桃补肾温肺，润肠通便。诸药合用，肺肾同治，补肾纳气而平喘。

（十）桂附地黄丸加沉香、磁石、补骨脂、五味子——肾虚咳嗽（阻塞性肺气肿、肺心病）

吴某，女，54 岁，北碚区天府镇农民。长期咳嗽、气喘 20 余年，近 5 年病情加重，冬春明显，每年住院 2 至 3 次，院外长期服用氨茶碱片、舒喘灵片，吸入沙美特罗氟替卡松吸入剂，病情控制较差。1 周前病情复发加重，再次就诊于我院。

初诊（2010 年 1 月 4 日）：咳嗽，痰多，痰声辘辘，稍动则喘促气紧，面色㿠白，夜间不能平卧，双下肢微肿，舌淡红苔，白，涎沫满布，脉沉无力，独寸口滑数。盖因肺寒日久及肾，肾不纳气，气逆作喘。法当温肾固真，清金止浊，方选金匮肾气丸加减。

处方：熟地黄 24g，山药 12g，山茱萸 12g，茯苓 12g，牡丹皮 12g，泽泻 12g，肉桂 3g，炙附片 10g，蛤蚧粉 6g。

5 剂，水煎服，煎取 300mL，分 3 次服用，1 日 1 剂。

二诊（2010 年 1 月 10 日）：服用前方后，述精神好转，咳嗽有力一些，汗少气平，尚能仰卧，双下肢仍稍肿。治疗续补肾纳气平喘，方用肾气丸加沉香、磁石、补骨脂、五味子。

处方：熟地黄 24g，山药 12g，山茱萸 12g，茯苓 12g，牡丹皮 12g，泽泻 12g，补骨脂 12g，沉香 3g，肉桂 3g，五味子 6g，炙附片 10g，磁石 15g。

5 剂，水煎服，煎取 300mL，分 3 次服用，1 日 1 剂。

三诊（2010 年 1 月 17 日）：服 5 剂后咳嗽、喘促明显减轻，能到处走动，夜间已能平卧，双下肢水肿消退，偶有咳嗽。治疗有效，继续以金匮肾气丸善后。

按语：程国彭在《医学心悟》中指出："夫外感之喘，多出于肺，内伤之喘，未有不由于肾者。"经云："诸痿喘呕，皆属于下。定喘之法，当于肾经。责其真水、真火之不足而主之。"叶香岩又以出气不爽为肺病，入气有音为肾病，更为难确矣。临床所见肾虚喘促其症有二，轻者以呼吸促而不能续，似喘而无痰声，吸气短，用肾气丸化其阴。重者以身动即喘，甚者张口抬肩不能言语，傅老常以金匮肾气丸加沉香、磁石、补骨脂等镇摄之品治之，得之效验。

第二节 肺胀

一、小青龙汤加石膏——外寒内饮化热证（慢性支气管炎，肺气肿）

刘某，男，70 岁，退休，住院。主诉：反复咳嗽咯痰 30 年，复发加重 1 周。30 年前因感冒受凉后出现咳嗽、咯吐白痰等症状，后每年发作 2 至 3 次。近 5 年，发作出现喘促、气紧等症状，曾在医院住院治疗，诊断为"慢性支气管炎急性发作、肺气肿"，均需给予抗生素、激素治疗，病情才能控制。1 周前患者又因受凉出现咳嗽、咯痰、喘促气紧等症状复发，动则尤甚，张口抬肩，喉中哮鸣有声，在当地给予抗感染治疗，效果欠佳，遂于今日来我院求治中医。既往吸烟史 30 年，每天约 2 包。

初诊（2009 年 12 月 8 日）：症见咳嗽，咯吐大量白色泡沫痰，动则呼吸气短，喉中哮鸣有声，进食后上腹部胀满，夜间咳嗽甚，口渴喜饮，体质差，二便尚可，舌淡红，苔微厚白夹黄，脉滑数。中医认为本病属"肺胀"范畴，患者长期咳嗽，内有痰饮，此次起居不慎，感受风寒外邪，风寒犯肺引动伏痰，内外交作，阻于气道，发为本病。现患者口渴欲饮，并有发热之象，治疗遵《金匮要略》之意"治肺胀咳而上气，烦躁而喘，脉浮者心下有水气"，予以小青龙汤加石膏治疗。

处方：炙麻黄 10g，桂枝 10g，白芍 10g，法半夏 10g，干姜 10g，细辛 6g，五味子 6g，石膏 30g，炙甘草 3g。

3 剂，水煎服，煎取 300mL，分 3 次服用，1 日 1 剂。

二诊（2009 年 12 月 12 日）：患者服前药后咳嗽，咯吐白色泡沫痰减轻，夜间已能平卧，口渴症状缓解，但仍动则喘促气紧。患者虽服前药有效，但仍有痰饮伏肺，治疗仍以温肺祛饮为主，方用小青龙汤，不用石膏。

处方：炙麻黄 10g，桂枝 10g，白芍 10g，法半夏 10g，干姜 10g，细辛 6g，五味子 6g，炙甘草 6g。

3 剂，水煎服，煎取 300mL，分 3 次服用，1 日 1 剂。

三诊（2009 年 12 月 15 日）：患者再服 3 剂后，咳嗽咯吐白色泡沫痰症状大减，夜间已能安静入睡，但觉走快或爬坡上楼时喘促气紧，需停下来休息。患者现为"缓则治本"，拟法补肺纳气为主，方用参赭正气汤。

处方：党参 20g，代赭石 15g，龙骨 30g，牡蛎 30g，山药 30g，紫苏子 15g，茯苓 15g，白芍 15g，炙甘草 6g。

5 剂，水煎服，煎取 300mL，分 3 次服用，1 日 1 剂。

四诊（2009 年 12 月 21 日）：患者服前药后喘促好转，生活已能自理，要求继续服药巩固，予补益肺肾纳气为法，方用麦味地黄丸加味：

处方：麦冬 15g，五味子 6g，胡桃 3 个，阿胶 15g，熟地黄 24g，山萸肉 10g，山药 10g，茯苓 10g，泽泻 10g，丹皮 10g。

7 剂，水煎服，煎取 300mL，分 3 次服用，1 日 1 剂。

按语：《金匮要略·肺痿肺痈咳嗽上气病脉证》曰："肺胀，咳而上气，烦躁而喘，脉浮者，心下有水，小青龙汤加石膏汤主之。"该条文与本患者方证合。肺主气，肾纳气，故治在二脏。急则治标，缓则治本，初用小青龙汤加减解表蠲饮，待咳嗽、咯痰标症去，复给予麦味地黄汤加减固本，预防复发。

二、定喘汤——痰热蕴肺证（慢性阻塞性肺疾病）

刘某，男，74岁，住院。主诉：反复咳喘20余年，复发加重3天。20余年前始，患者常在感冒受凉后出现咳嗽、咯痰症状，自服用止咳化痰药物治疗，病情能得到控制。5年前开始病情加重，出现喘促气急、胸闷不适、乏力等症状，每年均需要住院2至3次。3天前因受凉病情复发加重，遂再次来院就诊。

初诊（2009年4月29日）：症见畏寒，鼻流清涕，咳嗽，咯吐黄痰，喉中哮鸣有声，喘促气急，活动后尤甚，心累，乏力，气急，腰酸腿软，不能自行上厕所，进食尚可，小便量少色黄，舌暗红，苔白微腻，脉滑数。查体；双肺可闻及大量哮鸣音。此为痰热内伏，壅塞气道，肺气上逆作喘，傅老给予《摄生众妙方》的定喘汤治疗。

处方：炙麻黄6g，桑白皮10g，苏子10g，杏仁10g，黄芩12g，白果10g，款冬花10g，法半夏10g，陈皮10g，茯苓10g，枳壳10g，瓜蒌皮10g，甘草6g。

5剂，慢火煎取150mL，每8小时服50mL。日服1剂。

二诊（2009年5月4日）：服药后，咳嗽、咯痰、气喘明显好转，但是仍心累、乏力、气急。查见舌淡红，苔白，脉细数。急则治标，缓则治本，患者咳嗽、咯痰、气喘好转，但肺肾仍虚，治以补肾益肺，纳气平喘，方用肾气丸和参蛤散治疗。

处方：熟地黄 20g，山药 15g，山茱萸 15g，茯苓 10g，丹皮 10g，泽泻 10g，肉桂 3g，附片 10g，党参 10g，蛤蚧粉 3g。

5 剂，慢火煎取 150mL，每 8 小时服 50 mL。日服 1 剂。

三诊（2009 年 5 月 10 日）：服药后，咳嗽，气喘，心累，乏力，气急，腰酸腿软进一步好转，已能下床到处走动。现效不更方，续用肾气丸和参蛤散治疗。

按语：肺胀病是临床常见病、多发病。多是由于久咳、久喘耗伤肺气，从而导致气道不利，肺气壅塞，胸膺胀满不能敛降。临床表现见喘息气促，咳嗽，咯痰，胸部膨满，憋闷如塞，甚至唇甲紫绀，心悸浮肿。《灵枢·肺胀》曰："肺胀者，虚满而喘咳。"患者病情经 20 年的演变，由肺虚发展为肺肾俱虚，这次感邪导致痰热蕴肺，虽标为实，但本（肺肾）仍虚。故傅老先给予定喘汤清热化痰止咳平喘，待痰热消，转而给予肾气丸合参蛤散补益肺肾，纳气平喘，标本同治，病情得到控制。

定喘汤原出《摄生众妙方》，有麻黄、苏子、甘草、款冬花、杏仁、桑白皮、黄芩、半夏、白果等九味药物组成。方妙在麻黄与白果同用，麻黄解散表热，又兼宣肺定喘。白果敛肺化痰，止咳平喘，两者相伍，一散一收，既能为止咳平喘之药增效，又不致耗伤肺气。杏、苏冬夏降气化痰而平喘，芩、桑清肺泄热而定喘止咳，甘草协和诸药。全方具有宣肺降气、化痰定喘之功，善治风寒外束，痰热内蕴之肺胀伴哮证者。

三、加味猪苓汤——水热互结证（慢性支气管炎、肺气肿）

王某，男，65岁，住院。主诉：反复咳嗽，咯痰20余年，气紧5年，复发加重5天入院。长期大量吸烟，1～2包/天。近3年每年均要住院2至3次，均诊断为"慢性喘息性支气管炎、肺气肿"，长期服用强的松。5天前因天气变化后出现咳嗽，咯吐大量黄痰，稍动则气紧，伴汗多，发热，就诊某市级医院，行胸片示慢支炎，肺气肿，给予头孢哌酮舒巴坦钠针、左氧氟沙星针抗感染治疗5天，未再发热，但咳嗽，咯痰缓解不明显，夜间不能休息，痰多色黄，不易咯吐，进食差，遂请傅老会诊开中药治疗。

初诊（2007年6月3日）：咳嗽，咯吐大量黄痰，稍动则气紧，进食差，舌红，少苔少津，脉滑数，但沉无力。傅老认为患者长期吸烟耗伤肺阴，兼复感邪，肺气亏虚，不能布散津液，停聚于肺化为痰浊；久病及肾（母虚及子），金不生水，肾阴不足，阴火上炎于肺，煎熬痰浊，故见咳嗽，咯痰，痰黄，不易咳出；舌红少苔少津，脉细数滑也为肺肾阴伤，痰浊郁阻之候。治疗当滋阴、清热、利水、化痰，方用加味猪苓汤。

处方：猪苓10g，泽泻10g，茯苓10g，阿胶10g（烊化），滑石10g，百合10g，麦冬10g，川贝母9g，五味子6g，丹皮10g，海蛤粉10g，生地黄12g。

4剂，水煎服，煎取300mL，分3次服用，1日1剂。

二诊（2007年6月8日）：患者服药后咳嗽大减，痰已十去九分，色已变白，能下床活动，夜间能安卧，进食增加，舌淡红，舌苔可见，脉仍细兼滑数。傅老认为阴虚火热已去，当固本培元，补益肺肾之阴，拟滋补肺肾兼纳气平喘为法，方用麦味胡桃阿胶地黄汤。

处方：麦冬 10g，五味子 6g，胡桃 3 个，阿胶 10g（烊化），熟地黄 24g，山萸肉 10g，山药 10g，茯苓 10g，泽泻 10g，丹皮 10g，蛤蚧 6g。

7 剂，水煎服，煎取 300mL，分 3 次服用，1 日 1 剂。

三诊（2007 年 6 月 15 日）：患者咳嗽、喘促、气紧基本消失，已能四处走动，生活可以自理，舌淡红，苔薄白，脉仍细数。治疗仍以补肺肾为主，巩固疗效。

处方：①续服用麦味胡桃阿胶地黄汤。

②河车大造胶囊 3 粒，3 次／天。

③每天散步 1 小时。

按语：本病例为虚证咳嗽，乃内伤精气而生也。傅老治疗这类患者通常遵清·陈修园于《时方妙用·咳嗽》中所言："咳嗽虽为肺病，其标在肺，其本在肾。肾具水火，水虚者滋之。宜猪苓汤，服四五剂后，即服六味地黄丸加蛤蚧、麦冬、五味子。"这指出了肺肾阴虚咳嗽治法，猪苓汤滋阴清热利水，利水而不伤阴，滋阴而不恋邪，使水气去，邪热清；百合、麦冬、川贝母、五味子、丹皮、海蛤粉、生地黄滋补肺肾之阴达到治本的目的，全方共奏滋肾水、利水化痰之功效，痰去而肺肾之阴得补，咳嗽自平。续用麦味地黄汤，全方以地黄汤为主，补肾阴泻肾浊气，伍以胡桃、蛤蚧补肾阳平喘，佐以麦冬、五味子、阿胶补肺润肺，肺肾得补，根本得固。

《求正录》中说："咳嗽必夹饮邪，标在肺而本在肾，天不连地而连水也，今水道一利，则上焦之水饮亦必下行，源流俱清，咳嗽自愈。"

四、麦味胡桃阿胶地黄丸——肾不纳气证（阻塞性肺病）

张某，男，69岁，退休工人，住院。主诉：反复咳嗽、咯痰20年，气喘5年，复发加重3天。20年前开始患者常在天气变化时出现咳嗽、咯痰等症状，在厂医院住院治疗，完善胸片等检查确诊为"慢性支气管炎、肺气肿"，给予抗生素、化痰药治疗，病情均能得到控制。5年前始出现活动后气喘症状，爬坡上楼时明显，严重时喉中有哮鸣音。3天前，又因天气变化，上述症状复发加重，遂来我院就诊。

初诊（2008年11月11日）：症见咳嗽、咯痰，痰少而黏，气喘，活动后明显，喉中可闻及喘息声，口干、咽干但不欲饮，伴腰酸腿软、耳鸣、夜间盗汗，舌暗红有裂纹，苔少，脉细数。西医诊断：阻塞性肺疾病急性发作期。中医诊断：肺胀病（肾不纳气证）。治以补肾益肺，纳气平喘为法，予以麦味胡桃阿胶地黄丸。

处方：麦冬10g，五味子6g，阿胶10g，胡桃3个，熟地黄15g，山药10g，山茱萸10g，茯苓10g，丹皮10g，泽泻10g。

5剂，慢火煎取150 mL，每8小时服50 mL，日服1剂。

二诊（2008年11月16日）：服药后，咳喘、心慌、心累大减，但畏寒肢冷，舌淡，脉沉无力。考虑为肾阳亏虚所致，治以补肾纳气，温肺平喘为法。方以金匮肾气丸加味。

处方：熟地黄 10g，山药 10g，山茱萸 10g，茯苓 10g，丹皮 10g，泽泻 10g，肉桂 3g，附子 10g，沉香 3g，补骨脂 10g，磁石 15g，五味子 6g，怀牛膝 10g，麦冬 10g。

5 剂，煎服法同上。日服 1 剂。

之后患者反复来就诊，服 20 余剂而病情缓解。

按语：肺胀是指多种慢性肺系疾患反复发作，迁延不愈，肺脾肾三脏虚损，从而导致肺气胀满，不能敛降的一类病证。肺胀的发生多因先天禀赋不足或喘息、久咳、慢性肺系疾病所引起。根据肺胀的临床表现，相当于西医学中慢性阻塞性肺气肿、慢性肺源性心脏病、老年性肺气肿等出现肺胀的临床表现，可参考肺胀进行辨证论治。

《灵枢·胀论》："肺胀者，虚满而喘咳。"该患者长期咳嗽导致肺肾两虚，出现肺气上逆，肾不纳气，症见咳嗽、气喘。久病久咳，耗伤津液，肺肾阴虚，故见咯痰，痰少而黏，口干、咽干但不欲饮、耳鸣、夜间盗汗，舌暗红有裂纹，苔少，脉细数等症。治以补肾益肺，纳气平喘为法，予以麦味地黄丸及金匮肾气丸，反复调理而痊愈。

第三节 哮病

一、小青龙汤、破痰射干丸——寒哮（支气管哮喘）

马某，男，3岁，从婴儿时起，常患感冒。两岁时，曾高热咳嗽，服药后热退，但咳嗽未愈，迁延至3岁。近因新感，病势加重，发为喘逆，哮鸣之声，邻室可闻，遂求傅老诊治。

初诊（2009年11月2日）：咳嗽气喘，喉间痰鸣，痰清稀，白泡沫较多，咳时微汗出，遇风咳甚。面色姜黄，舌质淡红，苔白滑。此为外感风寒，水饮内停之证。法宜解表化饮，止咳平喘，以小青龙汤主之。

处方：麻黄6g，芍药10g，细辛3g，干姜3g，甘草6g，桂枝10g，五味子6g，半夏10g。

3剂，水煎服，煎取300mL，分3次服用，1日1剂。

二诊（2009年11月5日）：服上方3剂，咳喘明显减轻，夜能安睡。早晚遇风仍咳喘，痰多，汗出。为寒邪未尽，痰气为寒阻也。以破痰射干丸除湿化痰平喘。

处方：射干6g，半夏10g，陈皮10g，百部10g，款冬花10g，细辛3g，五味子6g，干姜3g，贝母10g，茯苓10g，郁李仁6g，枳壳10g，皂角刺10g。

3剂，水煎服，煎取300mL，分3次服用，1日1剂。

三诊（2009 年 11 月 9 日）：服 3 剂后，咳喘大减，时咳少量清稀痰涎。拟六君子汤加味。

处方：太子参 10g，白术 10g，茯苓 10g，炙甘草 6g，陈皮 6g，半夏 6g，生姜 6g，大枣 10g。

6 剂，水煎服，煎取 300mL，分 3 次服用，1 日 1 剂。

服 6 剂后停药，身体恢复正常。随访 2 年，哮喘未复发。

按语：《伤寒论》曰："伤寒表不解，心下有水气，干呕发热而咳，或渴，或利，或噫，或小便不利、少腹满，或喘者，小青龙汤主之。""伤寒心下有水气，咳而微喘，发热不渴。服汤已渴者，此寒去欲解也。小青龙汤主之。"验之临床，对太阳伤寒之外感风寒，内有水饮之哮证，傅老喜用小青龙汤，散寒化饮，若饮去寒仍留，可用破痰射干丸加强祛散寒饮之功，药中病机，立取桴鼓之效。因脾为生痰之源，最后以六君子汤健脾除湿以善其后。

二、清热降逆汤——热哮（支气管哮喘）

张某，男，30 岁，北碚区某政府部门职员。患者于 20 天前受凉后出现恶寒发热，咽痒咳嗽，痰白而稀，某医院诊断为"支气管肺炎"，经抗生素、祛痰镇咳剂治疗后，效果不明显，继而出现咳嗽剧烈，喉中痰鸣，诊断为"支气管哮喘"，为求治疗，就诊于傅老处。

初诊（2010 年 5 月 28 日）：症见低热，体温 37.8℃，咳嗽频剧，喉中痰鸣，痰黄而黏，不易咳出，小便可，舌淡尖红，苔黄，脉弦细数。查体：双肺呼吸音粗，散在干湿啰音。胸片：双肺纹理增粗。血常规：白细胞 $12.1 \times 10^9/L$。傅老认为此为哮病——热哮，给予清热降逆汤加射干清热化痰，降逆平喘。

处方：生地黄 10g，白芍 10g，知母 10g，生石膏 20g，天花粉 10g，黄芩 10g，枳壳 10g，旋覆花 10g，杏仁 10g，代赭石 18g，射干 10g，甘草 6g，硼砂 3g。

3 剂，水煎服，煎取 300mL，分 3 次服用，1 日 1 剂。

二诊（2010 年 6 月 1 日）：服药 3 剂后，喘促平息，喉中无哮鸣音，未再发热，体温正常，仍有咳嗽，傅老认为效果明显，续用原方 3 剂，病愈。

按语：《证治汇补·哮证》说："哮即痰喘之久而常发者。因内有壅塞之气。外有非时之感。膈有胶固之痰。三者相合。闭拒气道。抟击有声。发为哮病。"说明哮病乃外邪诱发，引动伏痰，痰随气升，气因痰阻，相互搏结，壅塞气道而发。

傅老认为本病乃热邪犯肺，熏灼肺部，痰从热化，热邪耗伤了津液，痰液浓缩，胶固于气道，气因痰阻，上逆发为本病，治疗抓住"热、痰、气逆、津伤"，故常用清热降逆汤加射干治疗。

第四节　喘病

一、变制心气饮——心喘（慢性支气管炎、肺气肿）

欧某，男，85岁，住院。患者因"反复咳嗽、咯痰40年，喘促、气紧10年，双下肢水肿2年"就诊。患者自40年前起，常在感冒受凉后出现咳嗽、咯痰症状，服用抗生素及止咳化痰药治疗，病情能稳定。10年前开始，病情渐加重，出现喘促、气紧等症状，每年要住院1至3次。院外长期吸入舒利迭，间断口服抗生素及平喘药物。2年前始出现双下肢水肿，多次住院确诊为"慢性支气管炎、肺气肿、肺心病"，给予口服利尿剂等药，双下肢水肿可以控制。3天前又因天气变化，病情复发加重，再次来医院住院治疗，并邀傅老会诊。

初诊（2010年3月4日）：症见咳嗽，咯吐较多黄白痰，喘促、气急、气憋，胸部胀满，活动尤甚，不能平卧，心慌、心累，双下肢膝关节以下凹陷性水肿，舌暗红，苔白微腻，脉滑数。傅老查看病人后认为，患者肺胀进行性加重，出现肺、脾、心、肾俱虚，现以肺心肾阳虚为主，不能化饮利水，水饮停聚，一方面凌心射肺，出现咳嗽、咯痰、喘促、气急，坐卧位，心慌、心累等症状；另一方面浊水聚而为肿，水饮趋下，故多见双下肢水肿。急则治标，唯温阳利水，祛除水饮邪气，恢复五脏功能，病情才能控制，方用变制心气饮。

处方：苏子10g，桑白皮10g，半夏10g，茯苓10g，木通10g，桂枝6g，木香10g，槟榔10g，鳖甲10g，吴茱萸3g。

4剂，水煎服，煎取300mL，分3次服用，1日1剂。

二诊（2010年3月9日）：服药后，咳喘、心慌、心累大减，双下肢水肿消失，基本能平卧，未闻及喉中痰鸣，但舌淡，脉沉无力。考虑为肾气亏虚，治以补肾纳气，温肺平喘。方以肾气丸加味。

处方：熟地黄10g，山药10g，山茱萸10g，茯苓10g，丹皮10g，泽泻10g，肉桂3g，附子10g，沉香3g，补骨脂10g，磁石15g，五味子6g。

7剂，水煎服，煎取300mL，分3次服用，1日1剂。

三诊（2010年3月13日）：患者服用上方后，诸症明显缓解，守方续服用。

按语：本病系慢性支气管炎、肺气肿反复发作，最终导致肺心病，出现慢性心衰的证候。傅老认为慢性心衰多与肺心肾三脏有关，多属于疾病的严重阶段，治疗当当机立断，切断病势，祛邪外出，病人方能转危为安。其发病的方式多呈以下模式：①肺气虚→肺阳虚→心阳虚→肾阳虚；②心气虚→心阳虚→肾阳虚，最终表现为心肾阳虚，或者为心肾阴阳俱虚的证候。在疾病发展过程中，会出现病理产物：痰浊水饮、瘀血。特别是痰浊水饮为阴邪，加重了肺心肾阳虚的程度，并阻碍全身气血的运行，严重者造成患者阳气脱，发生生命危险。

治疗上由于阳气衰败已极，体内阴邪极盛，二者当兼顾。但首要需祛除阴邪,给邪以出路,通过利小便而治之。其次要疏通气机,气机畅,阳气才能布散全身,阴邪才能较快祛除。第三,就是要扶正,扶正以扶阳气为首要,但注意不能操之过急,壮火食气,少火生气,逐渐温阳为关键。故而这个病案傅老先用变制心气饮温阳利水,祛除水饮;水饮去后,给予肾气丸加沉香、磁石、补骨脂、五味子补肾纳气、温肺平喘,使阳气得复。

二、真武汤去生姜加干姜、细辛、五味子——肾阳虚喘(肺源性心脏病)

刘某,男,77岁,退休工人,住院。患者因"反复咳嗽、咯痰40年,喘促、气紧10年,心慌、心累、双下肢水肿5年"住院。入院后完善胸片、心脏彩超等检查确诊为"慢性支气管炎、肺气肿、肺心病"。10天前患者受凉后出现咳嗽、咯痰、喘促、气紧、心累、心慌等症状加重,伴双下肢水肿,门诊将之收住院。治疗给予吸氧、强心利尿、抗感染等治疗,患者咳嗽、咯痰减轻,但仍喘促气紧,动则明显,双下肢水肿未消退,遂请傅老会诊。

初诊(2009年5月27日):症见张口抬肩,呼多吸少,腰腹以下重度凹陷性水肿,双手因输液过多也见浮肿,咳嗽不甚明显,能咯出白痰,动则喘累,伴畏寒怕冷,腰膝冷痛,舌暗淡,苔白腻,脉沉细弱数。傅老考虑这是肾阳虚蒸化无权,津液不能正常运化,停聚为饮邪,发为水肿,拟以温阳利水为法,方用真武汤去生姜加干姜、细辛、五味子。

处方:附子10g,白芍10g,白术10g,茯苓10g,干姜10g,细辛10g,五味子10g。

4剂，水煎服，煎取300mL，分3次服用，1日1剂。

二诊（2009年6月2日）：患者服用前方后，小便量大增，每日在2000～3000mL，喘促气紧、心慌心累好转，双下肢踝关节处有轻度水肿，舌淡红，苔白，脉沉细数。患者水饮去，但肺肾仍亏，肺不主气，肾不纳气，故仍喘促气紧，治疗当补益肺肾，方用加味肾气丸。

处方：熟地黄24g，山萸肉10g，山药10g，茯苓10g，丹皮10g，泽泻10g，肉桂3g，附片10g，补骨脂10g，五味子6g，沉香3g，磁石15g。

3剂，水煎服，煎取300mL，分3次服用，1日1剂。

中成药：金水宝胶囊，3粒，3次/天。

此后患者又来多次就诊，均给予上方服用，患者喘促、气紧大减，基本能行走，生活能自理。

按语：《素问·逆调论》曰："不得卧，卧则喘者，是水气之客也。"该病人由于久患肺病导致肾阳虚衰，阳虚不化水，水饮停滞，上逆射肺凌心，发为喘证；水饮停聚皮下，发为水肿。傅老初用真武汤温阳，助阳化气行水，佐以姜、辛、味温肺化痰，肺肾同治，祛除水饮，水饮去，喘促自平。后续用肾气丸加沉香、磁石、补骨脂、五味子温肾以补命门之火，火旺则五脏六腑均得到温煦，水液代谢恢复正常，痰饮得消。通过固本培元，病情得到长期缓解。

三、六君子汤——脾喘（肺脾气虚，寒湿蕴肺）

叶某，男，78岁，某国营企业退休干部。患者因"反复咳喘

20余年，复发加重10天"入院。近20年来症状多遇寒冷发作或加重，甚则咳喘不能平卧。每次发作时均用止咳平喘、温肺化痰及清热化痰、燥湿化痰等方药，西药用抗生素等患者病情可暂时缓解，但好转后常常容易复发，这次入院后请傅老中医诊治。

初诊（2008年11月4日）：咳嗽，咳大量稀白痰，咳声重浊，遇寒加重，食少神疲，脘痞，大便时溏，舌淡红，苔白腻，脉濡滑。四诊合参，辨证属肺脾气虚，寒湿蕴肺证。拟"培土生金法"，调理脾胃，方选六君子汤加减，

处方：党参10g，白术10g，茯苓10g，炙甘草6g，陈皮10g，法半夏10g，干姜6g，细辛6g，五味子6g，知母10g，川贝母10g，天冬10g，麦冬10g，紫菀10g。

5剂，水煎服，煎取300mL，分3次服用，1日1剂。

二诊（2008年11月11日）：患者服上方后自觉咳嗽减轻，痰液明显减少，精神食纳大有改善，继续守上方10剂再进。

三诊（2009年2月23日）：3个月后复诊，患者症状基本消失，至今未复发。

按语：本案以"培土生金法""虚则补其母"为理论依据。《内经》曰："五脏六腑皆令人咳，非独肺也。"然肺为气之主，诸气上逆，于肺则咳，是咳嗽不止于肺，亦不离于肺也。脾为生痰之源，肺为贮痰之器，治肺无效，改为调理脾胃，运化有权，湿痰不生，且脾胃健旺，元气充盛，使肺之呼吸、输布功能恢复，寒痰能温，湿痰能化，诸邪不能上干于肺，故脾胃健则咳嗽止。全方用四君子汤补益脾肺，脾肺健则痰无所生；二陈汤燥湿化痰，

姜辛味温肺化痰；久咳伤阴，故用二冬二母滋阴润肺化痰，诸药共用则脾肺得补，痰湿得化，咳痰喘得消。

第五节 肺癌

一、瓜芪豆蜂汤、加味黄芪生脉散——气虚痰阻毒盛证（支气管肺癌）

张某，男，65 岁，工人。患者平素喜好烟酒 40 年，2 月前出现剧烈咳嗽，CR 片示左肺门占位病变，之后到某军医医院做纤支镜确诊为"左肺中心型鳞癌"，初在我院及某军医附属医院给予抗感染、桔梗片、磷酸可待因等强力止咳治疗效差，仍剧烈干咳，夜间睡眠差，在 1 个月内体重下降了 20 斤，自我感觉恐惧。之后求治广州中医药大学某教授，根据"阳化气、阴成形"理论给予阳和汤治疗月余，仍无效，患者剧烈咳嗽，痰少，夜间不能休息，进食差，体重进行性下降。今日经人介绍求治傅老。

初诊（2009 年 5 月 3 日）：患者剧烈咳嗽，痰少，体重进行性下降，有恐惧感，傅老认为本病乃长期吸烟熏灼肺部，形成邪毒进一步壅盛，肺气渐郁闭，而咳嗽剧烈，治疗当直折毒势，予解毒祛痰，方用蒜艾汤。

处方：大蒜 20g，木瓜 9g，百部 9g，陈皮 9g，艾叶 18g，生姜 9g，甘草 9g，三七粉 9g。

7 剂，水煎服，煎取 300mL，分 3 次服用，1 日 1 剂。

二诊（2009 年 5 月 11 日）：患者服用前药后述效果不明显，

仍剧烈咳嗽，进食差，舌体偏瘦，苔白腻，脉滑数。傅老认为此为邪毒壅盛，耗伤正气，形成毒瘀正虚之候，治疗当需补虚扶正祛毒，二者不可偏废，遂给予瓜芪豆蜂汤加减。

处方：瓜蒌皮 15g，薤白 30g，黄芪 60g，蜂房 30g，山豆根 15g，法半夏 15g，陈皮 10g，茯苓 15g，甘草 6g，醋艾叶 18g，蛇蜕 15g。

4 剂，水煎服，煎取 300mL，分 3 次服用，1 日 1 剂。

三诊（2009 年 5 月 15 日）：患者服用前药后咳嗽立减，吃饭香，睡觉也好，傅老认为药已中病，续服用前方 7 剂

四诊（2009 年 6 月 5 日）：诉身体好，体重增加 5 斤，偶有咳嗽，无痰，无咯血、发热，每天还到茶馆打牌聊天，与常人无异。近两日出现口干，但不欲饮，小便量少微黄，大便可，舌淡红，少苔，脉细数。傅老认为肺气阴两伤，治疗当益气养阴排毒，方用加味黄芪生脉散。

处方：黄芪 30g，党参 15g，五味子 5g，麦冬 10g，鳖甲 15g，百合 10g，生地黄 12g，百部 10g，沙参 10g，全瓜蒌 15g，川贝母 10g，山豆根 10g，蛇蜕 10g，蜂房 15g。

7 剂，水煎服，煎取 300mL，分 3 次服用，1 日 1 剂。

同时嘱患者服用平消片 6 片，3 次 / 日，戒烟酒。

按语：《内经》曰："出入废则神机化灭；升降息则气立孤危。"从这句话中可以体会出治疗本病的精髓在于两方面，一方面扶助正气，消除癌邪；另一方面在于调畅气机，使癌邪所致的郁毒得到消散而不能危害人体，简而概括为"扶正祛邪"。临证时傅老常根据患者的"正邪盛衰"将肺癌病进行分期论治。正气强，邪

气不弱为早期，治疗当祛邪为主；正气尚强，邪气盛为中期，治疗当扶正祛邪并重；正气虚，邪气极盛则为晚期，治疗当以扶正为主。

该患者就诊时为正虚毒盛，故用扶正排毒之瓜芪豆蜂汤效佳。方中黄芪扶助正气，使攻邪而不伤正；薤白温通肺阳，阳足则阴邪散；法半夏、陈皮、茯苓、甘草四味统治痰证，使痰无内生，不与毒结合，使毒邪孤立，以便使邪毒排除；瓜蒌皮通理肺气，使肺宣降功能得到平复，肺气得旺；蜂房、山豆根、醋艾叶、蛇蜕四药解毒散结，使毒瘀散去，全方体现了扶正祛邪的理念。后期久咳气阴两伤，服用加味黄芪生脉散益气养阴扶正，巩固疗效，病情稳定。

二、小建中汤加味——肺癌脾虚咳嗽证（支气管肺癌）

王某，男，76岁，退休工人。主因"反复咳嗽、咯痰半年"就诊。患者半年前因咳嗽、咯痰，痰少就诊于我院，门诊完善CT检查考虑"肺癌"，遂就诊于西南医院行纤支镜活检提示肺鳞癌，未行放化疗，保守治疗至今。近日患者咳嗽，咯吐白痰，量较少，神差神萎，形体消瘦，不能进食，为求中医治疗，就诊我院。

初诊（2014年2月14日）：咳嗽，咯吐白痰，量较少，神差神萎，形体消瘦，不进食，舌淡，少苔，脉细数。傅老认为此为肺癌晚期，肺脾俱虚，气血生化乏源，机体失养，出现阴阳俱虚证候，予以小建中汤加味以益气健脾，调理阴阳。

处方：桂枝10g，白芍20g，生姜10g，大枣12g，党参10g，白术10g，炙甘草10g，饴糖30g。

4 剂，水煎服，煎取 300mL，分 3 次服用，1 日 1 剂。

二诊（2014 年 2 月 18 日）：患者服用前方后进食增加，精神好转，咳嗽稍有力，能咯吐少许白痰，舌体瘦，少苔，脉细数。根据患者舌脉及证候，仍为阴阳俱虚之象，继用前方 5 剂，重用党参。

处方：桂枝 10g，白芍 20g，生姜 10g，大枣 12g，党参 20g，白术 10g，炙甘草 10g，饴糖 30g。

5 剂，水煎服，煎取 300mL，分 3 次服用，1 日 1 剂。

三诊（2014 年 2 月 23 日）：患者精神较前转好，饮食接近正常，偶有咳嗽，痰少，舌淡，舌体瘦小，少苔，脉细数。因患者肺癌存在，癌毒损伤五脏，需长期扶助正气，人身之气源于中气，续建中焦脾土，予以六君子汤健脾、益气、扶正，佐以白花蛇舌草、蜂房、重楼之品以解毒抗癌，达到扶正抗癌之功。

按语：脾胃为仓廪之官，气血生化之源。肺癌日久，毒伤五脏，尤以脾胃为主。脾胃伤，不能运化津液，津液聚而为痰饮，发为咳嗽、咯痰；气血生化不足，无以濡养全身，发为痿证，症见精神差。《金匮要略·血痹虚劳病脉证并治》中说："虚劳里急，悸，衄，腹中痛，梦失精，四肢酸疼，手足烦热，咽干口燥，小建中汤主之。"明确指出小建中汤通过健脾胃，能补虚，非常适合肺癌晚期的阴阳俱虚之候，通过健中焦，扶脾胃，使津液得化，痰饮消，咳嗽、咯痰缓解；使气血得生，机体得养，精神恢复。方中重用饴糖温中补虚，和里缓急；桂枝温阳散寒；芍药和营益阴；炙甘草调中益气。诸药合用，共奏温养中气、平补阴阳、调和营卫之功。

三、蓝蜂汤——正虚毒盛证（肺癌）

张某，男，68岁，住院。主因"发现肺癌1年，发热3天"入院。1年前（2008年12月26日）患者体检时，发现左肺门占位性病变，纤维支气管镜确诊为"支气管肺癌"，因其家属的原因未告知患者，也未做进一步治疗。6月前始出现咳嗽、咯痰等症状，做CT示左肺门占位性病变增大，伴有肺不张，在某门诊给予服用中药治疗，病情相对稳定。3天前，患者咳嗽加重，喉中痰鸣，但咯痰困难，伴高热，自测体温达39℃左右，自行服用头孢类抗生素、散利痛等药，病情无缓解。1天前到医院住院治疗，做胸部CT示左肺门占位性病变，较前增大，左上肺有肺不张，临床诊断为"左肺门肺癌；阻塞性肺炎"，给予抗感染治疗，并于今日请傅老会诊。患者既往吸烟史30年，每天2至3包。

初诊（2010年3月15日）：持续高热3天，体温在38～39.5℃波动，阵发性剧烈咳嗽，喉中痰鸣声响，痰不容易咯出，活动后喘累明显，不能平卧，口干不欲饮，进食可，小便黄而少，舌红，苔薄黄腻，脉弦滑数。此为肺癌病，乃癌毒内盛，阻塞气道，痰饮郁而化热，治以清热解毒为法，傅老予以蓝蜂汤疗。

处方：板蓝根30g，蜂房10g，山豆根10g，龙葵10g，金银花30g，紫花地丁30g，十大功劳叶15g。

4剂，水煎服，煎取300mL，分3次服用，1日1剂。

二诊（2009年3月20日）：服上方后，咳嗽好转，能下床走动，下午、夜间仍有发热，体温波动在37.5～38C°，舌红苔黄白相间，少津，脉弦滑数。此属癌毒仍内盛，热毒未清，续用蓝蜂汤治疗。

处方：板蓝根 30g，蜂房 10g，山豆根 10g，龙葵 10g，金银花 30g，紫花地丁 30g，十大功劳叶 15g。

3 剂，水煎服，煎取 300mL，分 3 次服用，1 日 1 剂。

三诊（2009 年 3 月 28 日）：服上方后，患者未再发热，但仍有咳嗽，痰不易咯出，喉中有痰鸣音。此为痰热蕴肺兼有肺阴不足之证，给予麦门冬新方清热养阴化痰。

处方：麦冬 10g，黄芩 10g，桔梗 10g，桑白皮 10g，柴胡 10g，杏仁 10g，紫菀 10g，浙贝母 10g，茯苓 10g，枳壳 10g，薄荷 10g，瓜蒌皮 10g，天花粉 10g，甘草 6g。

3 剂，水煎服，煎取 300mL，分 3 次服用，1 日 1 剂。

按语：《医学入门·咳嗽》中说"盖外感久则郁热，内伤久则火炎"。患者长期吸烟，烟熏火燎，气道受损，癌毒内生阻塞气道。又因患者年老，脏腑功能下降，导致痰、瘀内生，二者与癌毒等互结，化为肺积，阻塞于肺道，形成本病。多次做胸部 CT，肺部占位性病变的动态变化明确肺癌病的病理形成过程也与癌、瘀、痰、毒互结有关，故临证时要抓住虚、热、痰、瘀、癌、毒等病理因素。傅老谨遵"热则寒之"原则给予蓝蜂汤治疗，达清热解毒抗癌之功效，直折癌毒瘀发展之势，病情渐得到控制。

第六节 肺痨

一、麦味胡桃阿胶汤——气阴两亏证（肺痨）

陈某，男，72岁，退休工人。患者在40岁左右时出现发热、干咳等症状，在某医院确诊为"肺结核"，由于未引起重视，未做正规治疗，肺结核没有得到根治，在60岁时就出现右侧胸廓塌陷。长期进食差，不时咳嗽，痰少，活动后喘累明显。1年前始体重进一步下降，间断有低热，走平路时都感觉气喘，后经别人介绍到傅老处就诊。

初诊（2009年5月12日）：症见形体消瘦，乏力，纳差，偶有咳嗽，痰少，走50米就感气喘，口干不欲饮水，尿黄，便干，舌红瘦，苔薄白，脉弦细数。傅老认为此为感染痨虫后，因失于治疗，肺痨反复耗伤人体，致肺肾阴虚，治疗当滋阴补肺益肾，拟金水相生为法，予麦味地黄汤加味治疗。

处方：麦冬10g，五味子6g，胡桃3个，阿胶10g，熟地黄12g，山萸肉10g，山药10g，茯苓10g，丹皮10g，泽泻10g。

7剂，水煎服，煎取300mL，分3次服用，1日1剂。

二诊（2009年5月19日）：患者来诉，服用前方后口干、乏力好转，但食欲仍差，小便正常，大便质软，舌淡红，苔白，脉弱。肾阴稍复，脾阳不足。故以健脾益肺，方以参苓白术散加味。

处方：太子参15g，茯苓10g，白术10g，甘草6g，山药10g，扁豆10g，莲子10g，陈皮10g，薏苡仁10g，砂仁10g，神曲10g，麦芽10g，山楂10g，生姜10g，大枣10g。

7剂，水煎服，煎取300mL，分3次服用，1日1剂。

三诊（2009年5月26日）：患者诉服完上方后精神好转，气短、乏力、口干等症状消退，饮食增进。遂停药，并嘱患者饮食有节，忌寒凉之品，回家调理以善其后。

按语：肺痨系正气不足而被痨虫侵袭所致，主要病位在肺，具有传染性，以阴虚火旺为其病理特点，以咳嗽、咯痰、咯血、潮热、盗汗、消瘦为主要临床症状，治疗以养阴清热、补肺杀虫（抗结核）为主要治则；而虚劳则由多种原因所导致，久虚不复，病程较长，无传染性，以脏腑、气血、阴阳亏虚为其基本病机，分别出现五脏虚衰，气血、阴阳亏虚的多种症状，以补虚扶正为基本治则，根据病情的不同而采用益气、养血、滋阴、温阳等法。《难经·十四难》曰："损其肺者，益其气；损其心者，调其营卫；损其脾者，调其饮食，适其寒温；损其肝者，缓其中；损其肾者，益其精，此治损之法也。"《理虚元鉴·治虚有三本》："治虚有三本，肺、脾、肾是也。肺为五脏之天，脾为百骸之母，肾为性命之根，治肺，治脾，治肾，治虚之道毕矣。"傅老认为此肺痨，亦虚劳也，由于肺为娇脏，肺阴亦耗，故本病案，傅老考虑感染痨虫后，因失于治疗致肺肾阴虚证，治疗当滋阴补肺益肾，金水相生为法，予麦味地黄汤加味治疗，效果明显，而后仍从两本调理，着力后天脾土，因土溉四维也。

二、资生汤——阴虚火旺证（肺痨）

彭某，女，69岁，住院。患者因"反复低热、消瘦2年余，加重1个月"住院。2年前患者无明显诱因出现潮热盗汗及进行性消瘦等症状，就诊市级某医院，完善胸部CT等相关检查，确诊为"肺痨（Ⅲ型肺结核）"，但由于身体原因间断服用抗结核药，未正规治疗，病情未得到有效控制。1月前病情复发，下午、夜间潮热，体温在37～38.5℃，形体消瘦，进食极差，再次给予四联抗结核治疗，但服用药物后自觉不适，不愿意坚持，经反复劝说后，同意服用，但要求请傅老中医会诊。

初诊（2009年2月4日）：症见潮热，以夜间为甚，伴有盗汗。近一月体重减轻约5公斤，干咳，痰少，口干咽燥，纳差，舌尖红，苔薄，脉细数。查体：体温37～38.5℃，形体偏瘦，皮温升高，双肺呼吸音低，有少许细湿啰音。胸部X线片示双肺肺结核。考虑患者素体脾胃虚弱，气血生化乏源。正气失养而亏虚，感染痨虫，侵袭肺脏，暗耗阴液，阴虚则生内热，故而长期低热；阴血不足，肌肤失养，大肉尽脱，故形体消瘦。诊断肺痨，证属阴虚火旺证，治宜培土生金，滋阴退热，方用资生汤加味。

处方：山药30g，茯苓15g，白术15g，鸡内金15g，生地黄30g，牛蒡子15g，鳖甲15g。

3剂，水煎服，煎取300mL，分3次服用，1日1剂。

二诊（2009年2月8日）：服药后，进食量增加，自觉精神好转，但仍咳嗽少痰，下午、夜间潮热，体温变化不大，舌淡红少苔，脉细数。考虑患者仍为肺痨（肺阴亏耗证），治疗疗程不够，续宜滋阴润肺为法，效不更方，仍用资生汤加味：

处方：山药 30g，茯苓 15g，白术 15g，鸡内金 15g，生地黄30g，牛蒡子 15g，鳖甲 15g。

4 剂，水煎服，煎取 300mL，分 3 次服用，1 日 1 剂。

三诊（2009 年 2 月 24 日）：患者之后服用前方 10 余剂，体温基本恢复正常，体温在 36.5～37.5℃波动，精神状态较好，已能到处走动，每顿进食约 1 两，二便正常，舌淡红有薄苔，脉细数。目前患者体温正常，但气血仍亏，治疗当大补气血，方用十全大补汤。

处方：党参 15g，肉桂 3g，川芎 6g，熟地黄 24g，白芍 10g，茯苓 10g，白术 10g，炙甘草 6g，黄芪 20g，当归 10g。

10 剂，加水 500mL，加入生姜 6g，大枣 10g，煎取 300mL，1 日 1 剂。

服用上方后，患者精神大振，进食量增加，未再发热，出院。

按语：肺痨是临床常见病、多发病。是由于正气虚弱，感染痨虫，侵袭肺脏所致，以咳嗽、咯血、潮热、盗汗、身体逐渐消瘦等为主要表现的慢性消耗性疾病。《丹溪心法·痨瘵》倡"痨瘵主乎阴虚"之说，突出病理重点，确立了滋阴降火的治疗大法。该患者长期低热，形体消瘦。证属肺痨，肺阴亏耗证，治宜滋阴润肺，用资生汤加减。而后患者病情好转，反复用此法调理数日而愈。方中白术以健脾之阳，脾土健壮，自能助胃；山药以滋脾胃之阴，胃汁充足，自能纳食；鸡内金为鸡之脾胃，上三味药为君药。茯苓性味甘淡平，有渗湿利水、健脾和胃之功，助白术健脾；生地黄甘寒质润，可以去上焦之浮热，又能补肾，治痨瘵之阴虚尤宜；牛蒡子能润肺又能利肺，与山药并用，大能止嗽定喘；鳖甲滋阴潜阳，退热除蒸，增强了滋阴退热之功。

三、十全育真汤——气阴两亏证（肺痨）

苏某，男，80 岁，退休干部。患者 30 年前患肺痨，由于诊断失误，未进行正规治疗，导致痨虫蚀肺，左肺毁损，左侧胸廓塌陷，病情迁延不愈，成为慢性病证。1 个月前出现下午、夜间低热，体温在 37～38℃，胸片示右侧胸腔包裹性积液，胸水常规、生化为渗出性，给予抗痨治疗后，患者体温恢复正常，但其精神差，饭量少，不能下床活动，遂要求傅老会诊服用中药治疗。

初诊（2010 年 2 月 11 日）：患者形体消瘦，进食 1 两 / 天，食后腹胀，动则喘促气紧，偶有咳嗽，痰少，大便 3 日一解，小便量少色黄，舌体瘦小，苔少，脉细数。傅老会诊后分析考虑患者后天失养，脾胃亏虚，气血生化乏源，故见形体消瘦，喘促气紧，治疗急当顾护脾胃，予加味参苓白术散。

处方：太子参 15g，茯苓 10g，白术 10g，甘草 6g，山药 10g，扁豆 10g，莲子 10g，陈皮 6g，薏苡仁 10g，砂仁 6g，神曲 10g，麦芽 10g，山楂 10g，生姜 6g，大枣 10g。

3 剂，水煎服，煎取 300mL，分 3 次服用，1 日 1 剂。

二诊（2010 年 2 月 14 日）：患者服用前药后诉腹胀减轻，食纳渐增，方药对症，继续服用参苓白术散，4 剂，1 日 1 剂，并嘱患者下床适当走动。

三诊（2010 年 2 月 18 日）：查房时患者精神明显好转，诉进食量可以，每日约 3 两，食后腹胀也不明显。但不敢下床走动，动则喘促气紧，干咳，少痰，咳甚时也喘促明显，形体消瘦，皮肤枯槁脱屑较多，舌体瘦小，苔薄白，脉细数。考虑痨虫伤肺，气阴两伤，气虚血瘀，全身失养，予十全育真汤治疗。

处方：人参 10g，黄芪 20g，山药 10g，知母 10g，玄参 10g，生龙骨 20g，生牡蛎 20g，丹参 20g，三棱 10g，莪术 10g。

4 剂，水煎服，煎取 300mL，分 3 次服用，1 日 1 剂。

患者服用前方后自觉症状改善，遂守方治疗月余，病情缓解出院。

按语：《黄帝内经》曰："有胃气则生，无胃气则死。"该患者久患肺痨，兼服用抗痨药，损伤脾胃，后天失养，故见形体消瘦、大肉尽脱。傅老治疗从脾胃着手，健脾和胃，消食化积除胀，脾胃得健，气血生化有源，此为上策。故给予参苓白术散健脾胃，以滋后天之本，脾胃健，气血生化有源。此后，傅老给予张锡纯的十全育真汤治疗，补助人身之真阴阳、真气血、真精神，病情渐得到稳定。

第七节　肺痈

清凉华盖饮——热毒蕴肺化脓证（食道癌术后并发右肺下叶脓肿）

孙某，男，68 岁，住院。食道癌术后 2 年，多次复查食道癌均未复发，但时常咳嗽、咯吐白痰。一周前出现寒战高热表现，继而只热不寒，体温 38 ～ 40℃，咳嗽气急，胸满作痛，转侧不利，咳吐浊痰，呈现黄绿色，自觉喉间有腥味，就诊于当地镇医院，给予输注抗生素治疗 7 天，但效果差。继而出现咯吐大量血痰，腥臭异常，咳嗽时胸痛明显，气喘不能平卧，身热面赤，烦渴喜饮，舌苔黄腻，脉滑数，体温 39.2℃。入院后做胸部 CT 示右下肺脓肿，大小约 6.5cm×7.2cm×5.8cm。

初诊（2009 年 5 月 14 日）：傅老会诊后认为该病人为热毒壅盛，气血搏结之证，给予清火解毒、化腐生肌之法，方用清凉华盖饮。

处方：甘草 30g，生没药 15g，生乳香 15g，丹参 15g，知母10g，三七 6g，人参 5g，麦冬 20g。

5 剂，煎取 600 mL，每 4 小时服 100mL，日服 1 剂。

二诊（2009 年 5 月 26 日）：服用上方 5 剂后，患者体温恢复正常，进食量增加，喘促减轻，但仍咯吐较多脓痰，痰中有少许血，脉仍滑数、细，苔黄腻。傅老查看病人后，述患者肺脓仍多，目前仍以排脓为主，续用前方。

处方：甘草 30g，生没药 15g，生乳香 15g，丹参 15g，知母 10g，三七 6g，人参 5g，麦冬 20g。

4 剂，煎取 400 mL，每 6 小时服 100mL，日服 1 剂。

三诊（2009 年 5 月 30 日）：患者精神大好，能下床到处走动，进食基本恢复正常，咯吐浓痰量减少，活动后仍喘气，舌红少津，脉细滑数。此为肺痈恢复期，傅老指出患者目前基本脱离危险，但仍需补虚排脓，方用清金益气汤。

处方：生黄芪 20g，生地黄 10g，知母 10g，甘草 6g，玄参 15g，沙参 15g，川贝母 6g，牛蒡子 10g。

5 剂，水煎服，煎取 300ml，分 3 次服用，1 日 1 剂。

此后患者续用上方 10 余剂，病情痊愈出院。

按语：肺痈是指由于热毒瘀结于肺，以致肺叶生疮，肉败血腐，形成脓疡，以咳嗽、胸痛、发热，咯吐腥臭浊痰，甚则脓血相兼为主要特征的一种病证。患者食道癌术后，食道结构改变，导致饮食坠于肺中发为肺痈，其基本病理演变为痰、热、毒互结，肉腐化脓，脓出邪退，同时伴有气阴的耗伤。傅老紧紧抓住肺痈的各个病理演变环节，宗张锡纯之意，予清凉华盖饮、清金益气汤等方，扶正，调理人体气血，增强了正气的作用，达到不治病而病也愈的效果。

后 记

学中医难，把中医学好更难，除了自身的努力外，尤其还要有名师的点拨，反复的临床实践。傅灿鋆老师就是这样，他几十年孜孜不倦，矢志不渝，刻苦学习，熟读背诵了大量的中医经典著作，临床看病讲究方证对应，常常是病人刚刚叙述症状，他马上信手拈来，背出一大段经文或者是方剂来，临床疗效自然不凡。由此可见其扎实的中医基本功，实在是"宝剑锋从磨砺出，梅花香自苦寒来"。因此，学好中医的诀窍就是学习、学习、再学习，实践、实践、再实践。我们编辑的这本小书，可以说是傅老一生经验的总结，其中的医案、医话中蕴涵了傅老的思想，或许对你学习中医有一定的帮助。

写这篇后记时，傅老离开我们两年了，傅老渊博的学识、精湛的医术、高尚的医德都是我们学习的榜样。是书的出版既表达了我们对傅老深深的怀念和感恩之情，也是我们对傅老的最好的纪念。

王辉

2020 年 5 月